Archana Srinivasyaiah
Usha Hegde
Bhuvan Nagpal

Descalcificação de tecido de biopsia

Archana Srinivasyaiah
Usha Hegde
Bhuvan Nagpal

Descalcificação de tecido de biopsia

inclui diferentes procedimentos de descalcificação juntamente com vários agentes descalcificantes

ScienciaScripts

Cover image: www.ingimage.com

This book is a translation from the original published under ISBN 978-3-659-86432-2.

Publisher:
Sciencia Scripts
is a trademark of
Dodo Books Indian Ocean Ltd. and OmniScriptum S.R.L publishing group

120 High Road, East Finchley, London, N2 9ED, United Kingdom
Str. Armeneasca 28/1, office 1, Chisinau MD-2012, Republic of Moldova, Europe
Managing Directors: Ieva Konstantinova, Victoria Ursu
info@omniscriptum.com

Printed at: see last page
ISBN: 978-620-8-52880-5

ÍNDICE

INTRODUÇÃO

Os dentes e os ossos pertencem à categoria dos tecidos mais duros, que são mais densos e quimicamente mais inertes do que outros tecidos do corpo. Devido às grandes quantidades de componentes inorgânicos, que são o cálcio e o fósforo, a apatite biológica é muito difícil de preparar para exames microscópicos.[1]

Os dentes humanos, bem como o osso alveolar, devem ser descalcificados durante o processamento para análise histológica devido à sua estrutura. A fixação rápida de todos os elementos dentários é difícil de obter porque a penetração do agente fixador através de estruturas como o esmalte, a dentina e o osso é um processo lento. Nestes casos, os tecidos no centro da amostra podem sofrer algumas alterações antes de a fixação estar concluída. O tecido mais seriamente afetado é talvez a polpa[1, 2].

O objetivo da descalcificação é remover os sais de cálcio dos tecidos mineralizados e prepará-los para posterior seccionamento da amostra histológica. Qualquer ácido, mesmo que devidamente tamponado, afecta a estabilidade dos tecidos. Estes efeitos dependem da acidez da solução e da duração do processo de descalcificação.[3] Além disso, quanto mais rápida for a ação do agente descalcificante, maiores serão os danos no tecido. A rapidez da descalcificação também pode levar a efeitos adversos na técnica de coloração realizada posteriormente. Existem vários factores que influenciam a velocidade da descalcificação, tais como a concentração da solução descalcificante, a temperatura, a agitação e a suspensão do tecido[1,3].

A descalcificação é realizada por soluções químicas, que empregam ácidos (os ácidos podem ser divididos em ácidos fortes e fracos ou quelatos). Pensa-se que é de realçar que os agentes fixadores que contêm ácido na sua composição, como a formalina (que contém ácido fórmico), podem também atuar como agentes descalcificantes se o componente ácido não for neutralizado.[2]

A descalcificação é normalmente utilizada na maioria dos laboratórios de histopatologia para o exame microscópico do osso e de outros tecidos calcificados. O processamento plástico sem descalcificação pode produzir resultados superiores em termos de eliminação do encolhimento e de demonstração da matriz osteoide versus matriz mineralizada, mas pode dar um fraco detalhe citológico e é um processo muito mais longo[2]. O diagnóstico de doenças não metabólicas do osso, tais como infecções e tumores, requer uma boa morfologia celular e um resultado rápido que permita uma intervenção terapêutica rápida para um tratamento ótimo do doente[4].

A maioria dos resultados insatisfatórios da descalcificação pode ser atribuída à sobre-exposição ao agente utilizado e a procedimentos de controlo inadequados. Foram propostos muitos regimes de descalcificação alternativos, mas a maioria deles tem pelo menos algumas caraterísticas insatisfatórias. Numa tentativa de reduzir os artefactos frequentemente encontrados de encolhimento dos tecidos e os resultados de coloração adversos obtidos com a descalcificação rápida utilizando ácidos minerais fortes, como o ácido nítrico, foi concebido um método rápido de descalcificação que produziu resultados excelentes e reprodutíveis.[2,3] O procedimento de descalcificação e a monitorização bem sucedida do processo são discutidos e são fornecidas algumas opções populares para a escolha de reagentes.

❖ DESCALCIFICAÇÃO:

Para obter secções satisfatórias de osso, o cálcio inorgânico deve ser removido da matriz orgânica de colagénio, da cartilagem calcificada e dos tecidos circundantes. Este processo é designado por descalcificação.[2]

TÉCNICA DE DESCALCIFICAÇÃO

- A técnica de descalcificação divide-se nas seguintes fases

1. Seleção de tecidos
2. Fixação
3. Descalcificação
4. Neutralização do ácido
5. Processamento e coloração de tecidos

O esquema acima apresenta um plano geral de trabalho, mas não deve ser tomado como um programa rígido. Por vezes, a fixação de um espécime bruto precede a seleção de uma peça para descalcificação, e há certos fluidos que têm uma ação fixadora e descalcificadora[1,2].

1) SELECÇÃO DE TECIDOS:

Obtêm-se fatias finas de osso utilizando uma serra de dentes finos ou uma serra de arco. Para garantir uma fixação adequada e a remoção completa do cálcio, as fatias não devem exceder 4-5 mm de espessura.[5] Para além disso, as superfícies cortadas devem ser novamente aparadas para remover as áreas danificadas pela serra. As fatias finas de tecido calcificado podem, normalmente, ser cortadas com uma faca afiada, mas quando há dificuldade, deve ser utilizada uma serra para evitar danos no tecido que rodeia a área calcificada. O tipo e a duração do tratamento de tais tecidos (por exemplo, focos de tuberculose crónica, tecido cicatricial calcificado) dependerão do grau de calcificação. Os tecidos que contêm apenas pequenas áreas devem ser testados após 2-3 horas num líquido descalcificante.[2,5]

2) FIXAÇÃO:

A fim de proteger os elementos celulares e fibrosos do osso dos danos causados pelos ácidos utilizados como agentes descalcificantes, é particularmente importante fixar cuidadosamente estes espécimes antes da descalcificação.[1] Os espécimes mal fixados ficam macerados durante a descalcificação e coram mal depois. Isto é muito notório em áreas que contêm medula óssea. Por conseguinte, é prática comum dos laboratórios prolongar os tempos de fixação para espécimes ósseos antes de iniciar a descalcificação. É importante proporcionar um acesso fácil para que o fixador penetre no osso, pelo que a pele e os tecidos moles devem ser removidos de amostras grandes, se possível.[5] As amostras de osso devem ser serradas em fatias finas logo que possível para melhorar a fixação. Deve ser utilizado um volume adequado de fixador. Devem ser utilizadas serras de dentes finos de alta qualidade para preparar as fatias de osso. As serras grossas podem causar danos mecânicos consideráveis e forçar fragmentos de osso para os tecidos moles presentes na amostra.[6] No caso de um dente, a fixação pulpar é feita aparando a extremidade apical do dente até a polpa ficar exposta e depois injectando formalina na área apical onde a polpa é fixada.[2,6]

A formalina tamponada é um fixador satisfatório para o osso, mas quando a preservação da medula óssea é importante, alguns laboratórios utilizam alternativas como uma das misturas de formalina e zinco, álcool acético de formol (fixador de Davidson) ou líquido de Bouin. A medula óssea é melhor fixada em formol de Zenker.[7] Foram efectuadas algumas preparações finas de osso após imersão em líquido de Mullers até 3 meses, seguida de descalcificação em ácido fórmico-formalina a 3%.[6]

Cook e Ezra Cohn (1962) demonstraram que o dano tecidual durante a descalcificação ácida é aproximadamente quatro vezes maior quando o tecido não está fixado[7].

<u>3) DESCALCIFICAÇÃO:</u>

Pierre de Coubertin propôs o lema olímpico "citius, altius, fortius", que em latim significa mais rápido, mais alto e mais forte, respetivamente.[5] Existem diferentes agentes descalcificantes, tais como ácidos e agentes quelantes, Gray (1954) enumera mais de 50 misturas diferentes. Muitas destas misturas foram desenvolvidas para fins especiais. Outras misturas contêm reagentes, como sais tampão, ácido crómico, formalina ou etanol, destinados a contrariar os efeitos indesejáveis de inchaço que os ácidos têm nos tecidos.[8] Muitas das misturas populares utilizadas atualmente provêm das fórmulas originais desenvolvidas há muitos anos (Evans & Krajian 1930; Kristensen 1948; Clayden 1952). Para a maioria dos fins práticos, os laboratórios actuais preferem soluções mais simples para o trabalho de rotina; se o osso for totalmente fixado e depois tratado com um descalcificante adequado para a remoção de minerais, as misturas simples funcionam tão bem ou melhor do que as misturas mais complexas.[7, 8]

Existem três tipos principais de agentes descalcificantes:

- Os que têm por base ácidos minerais fortes
- Os baseados em ácidos orgânicos mais fracos
- Os compostos por agentes quelantes[1, 2].

Os critérios dos bons agentes descalcificantes são

- Eliminação completa do cálcio
- Ausência de danos nas células ou fibras dos tecidos
- Não prejudicar as técnicas de coloração subsequentes
- Velocidade de descalcificação razoável[2, 3].

4) NEUTRALIZAÇÃO DO ÁCIDO

- Os ácidos podem ser removidos dos tecidos ou neutralizados quimicamente após a descalcificação estar concluída.

- A neutralização química é conseguida através da imersão do osso descalcificado numa solução saturada de carbonato de lítio ou numa solução aquosa de bicarbonato de sódio a 5-10% durante várias horas. Muitos laboratórios simplesmente enxaguam os espécimes com água corrente da torneira durante um período de tempo.[9]

- Culling (1974) recomendou a lavagem em duas mudanças de álcool a 70% durante 12-18 horas antes de continuar com a desidratação no processamento, uma forma de evitar a contaminação dos solventes de desidratação, embora o processo de desidratação removesse o ácido juntamente com a água.[4]

- Uma lavagem adequada com água pode geralmente ser efectuada em 30 minutos para amostras pequenas e em 1-4 horas para ossos maiores. Para a criomicrotomia, os tecidos descalcificados com ácido devem ser lavados com água e armazenados em formol salino contendo 15% de sacarose ou PBS a 4^0C antes da congelação.[2]

- Os tecidos descalcificados em soluções de EDTA não devem ser colocados diretamente em álcool a 70% , uma vez que isto provoca a precipitação de EDTA residual no álcool e no interior do tecido. O precipitado não parece afetar a coloração do tecido, uma vez que o EDTA é eliminado durante estes procedimentos, mas pode ser percetível durante a microtomia ou armazenamento quando se forma uma crosta cristalina na superfície do bloco. Um enxaguamento com água após a descalcificação ou o armazenamento durante a noite em formol salino ou PBS deverá evitar este fenómeno.[10,11]

5) PROCESSAMENTO E COLORAÇÃO DE TECIDOS

- Os blocos pequenos que contêm pequenas quantidades de osso podem ser processados por rotina. Os blocos maiores ou mais densos requerem uma atenção especial. Muitas vezes, o osso infiltrado com parafina de rotina para todos os tecidos pode ser embebido em parafina mais dura para dar um suporte mais firme ao osso durante o seccionamento.

- O processamento deve ser prolongado com períodos alargados em cera derretida com três mudanças de cera sob vácuo de 2 horas cada.[16]

- **MICROTOMIA:**

Um micrótomo e uma faca adequados contribuem grandemente para o sucesso da microtomia do osso. Recomenda-se a utilização de um micrótomo de base e de uma lâmina de aço em forma de cunha ou de carboneto de tungsténio. A inclinação da lâmina deve ser inferior à da microtomia convencional, embora isso possa resultar em alguma compressão. Os blocos devem ser bem gelados antes do corte. São aceitáveis secções ligeiramente mais espessas, 6-7 μ, quando se corta osso[11].

Muitas vezes ajuda se o tecido for embutido obliquamente na cera. O banho de flutuação pode ter de ser mais quente do que para os tecidos moles, uma vez que o osso tem tendência a enrugar-se quando cortado.

As secções devem ser colhidas em lâminas revestidas de gelatina cromada, para reduzir a possibilidade de se soltarem da lâmina durante a coloração.[15]

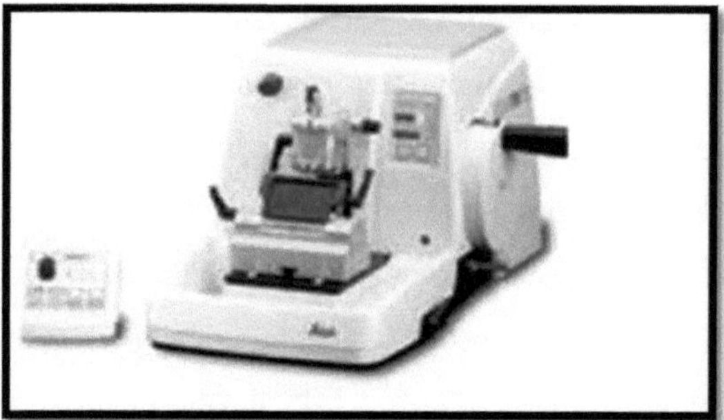

Fig. 16: Micrótomo[17]

> TÉCNICA DE LENDRUMS:

É um método muito útil para o tratamento de tecidos reconhecidamente duros, tecidos duros que são difíceis de cortar e que são encontrados apesar de, ou na ausência de, precauções iniciais, o bloco deve ser embebido em Mollifex (que pode ser obtido em farmácias britânicas) durante a noite e cortado da maneira habitual na manhã seguinte. Embora a superfície tenha uma consistência de sabão após este tratamento, as secções cortam e mancham bastante bem.[2]

❖ MANCHAS:

- O tecido tratado com ácido é menos suscetível à coloração com hematoxilina.
- A hematoxilina de Ehrlich é uma boa coloração nuclear nestas condições e tem a vantagem adicional de corar os mucopolissacáridos, demonstrando assim bem as linhas de cimento (ou linhas de inversão) e a cartilagem.
- A hematoxilina de Gill (3 x) é também uma coloração útil para osso descalcificado. A coloração com eosina é reforçada pela descalcificação ácida, pelo que é necessária alguma redução do tempo de coloração.
- A estrutura óssea geral é bem demonstrada pelos métodos da reticulina de prata e particularmente pela picrotionina[17].

AGENTES DESCALCIFICANTES

I. ÁCIDOS FORTES:

Os ácidos fortes, como o ácido clorídrico ou nítrico, em concentrações até 10%, são os de ação mais rápida mas, se utilizados durante um período de tempo excessivo, causam rapidamente uma perda de coloração nuclear e podem macerar os tecidos.[9] É importante que seja utilizado um teste de ponto final adequado para minimizar a exposição das amostras a estes agentes. Geralmente, os descalcificadores patenteados que se afirma serem de ação rápida baseiam-se em ácidos fortes, mais frequentemente o ácido clorídrico, e devem ser utilizados de forma conservadora, tendo em atenção as instruções fornecidas, se se pretender obter bons resultados. Por exemplo, o Descalcificador II da Surgipath tem uma ação rápida e contém ácido clorídrico.[9,10]

1. ÁCIDO NÍTRICO

- **História:**

A primeira menção ao ácido nítrico encontra-se na obra *De Inventione Veritatis* de Pseudo-Geber, onde é obtido por calcinação de uma mistura de niter, alúmen e vitríolo azul. Foi novamente descrito por Alberto, o Grande, no século XIII, e por Ramon Lull, que o preparou por aquecimento de niter e argila e lhe chamou "eau forte" (aqua fortis)[1, 9].

Glauber concebeu o processo ainda hoje utilizado, aquecendo o niter com ácido sulfúrico forte. Em 1776, Lavoisier demonstrou que continha oxigénio e, em 1785, Henry Cavendish determinou a sua composição exacta e demonstrou que podia ser sintetizado fazendo passar uma corrente de faíscas eléctricas através do ar húmido.[10]

O ácido nítrico (HNO_3), também conhecido como aqua fortis e spirit of niter, é um ácido mineral altamente corrosivo. O composto puro é incolor, mas as amostras mais antigas tendem a adquirir uma tonalidade amarela devido à decomposição em óxidos de azoto e água. A maior parte do ácido nítrico disponível no mercado tem uma concentração de 68%[2] quando a solução contém mais de 86% de HNO_3; é designado por ácido nítrico fumante. Dependendo da quantidade de dióxido de azoto presente, o ácido nítrico fumante é ainda caracterizado como ácido nítrico fumante branco ou ácido nítrico fumante vermelho, em concentrações superiores a 95%.[9,10]

O ácido nítrico é o principal reagente utilizado para a nitração, ou seja, a adição de um grupo nitro, normalmente a uma molécula orgânica. Enquanto alguns resultados dos compostos nitro são explosivos sensíveis ao choque e à temperatura, alguns são suficientemente estáveis para serem utilizados em munições e demolições, outros são ainda mais estáveis e utilizados como pigmentos em tintas e corantes. O ácido nítrico é também utilizado habitualmente como um forte agente oxidante.[10]

- **Propriedades físicas e químicas:**

O ácido nítrico disponível no mercado é um azeótropo com água a uma concentração de 68% de HNO_3, que é o ácido nítrico concentrado comum do comércio. Esta solução tem uma temperatura de ebulição de 120,5 °C a 1 atm. São conhecidos dois hidratos sólidos: o mono-hidratado $(HNO_{(3)})\cdot H_2O$ e o tri-hidratado $(HNO_{(3)})\cdot 3H_2O$. O ácido nítrico de interesse comercial consiste geralmente no azeótropo de ebulição máxima de ácido nítrico e água, que é aproximadamente 68% HNO3, (aprox. 15 molar). Este é considerado o grau concentrado ou técnico, enquanto os graus reagentes são especificados a 70% de HNO3. A densidade do ácido nítrico concentrado é de 1,42 g/mL.[9,10]

QUADRO 1: Propriedades do ácido nítrico[18]

Propriedades	
Fórmula molecular	HNO3
Massa molar	63,01 g mol^{-1}
Aparência	Líquido incolor
Densidade	1,5129 g cm^{-3}
Ponto de fusão	-42 °C (-44 °F; 231 K)
Ponto de ebulição	83 °C (181 °F; 356 K) A solução a 68% entra em ebulição a 121 °C (250 °F; 394 K)
Solubilidade em água	Completamente miscível
Acidez (p K_a)	-1.4
Índice de refração(n_D)	1.397 (16.5 °C)
Momento de dipolo	2.17 ± 0.02 D

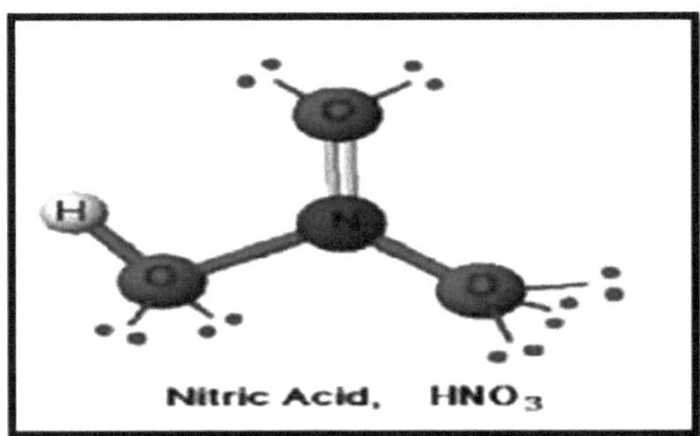

Fig 1: Estrutura do ácido nítrico[18]

- **Síntese laboratorial:**

Em laboratório, o ácido nítrico pode ser produzido por decomposição térmica do nitrato de cobre (II), produzindo dióxido de azoto e gases de oxigénio, que são depois passados por água para dar ácido nítrico.[9]

$2\ Cu(NO_3)_2 \rightarrow 2\ CuO\ (s) + 4\ NO_2\ (g) + O_2\ (g)$

Uma via alternativa é a reação de massas aproximadamente iguais de qualquer sal de nitrato, como o nitrato de sódio, com ácido sulfúrico a 96% (H_2SO_4), e a destilação desta mistura no ponto de ebulição do ácido nítrico de 83°C. Um resíduo não volátil de sulfato metálico permanece no recipiente de destilação. O ácido nítrico fumegante vermelho obtido pode ser convertido em ácido nítrico branco.[9,10]

$2\ NaNO_3 + H_2SO_4 \rightarrow 2\ HNO_3 + Na_2SO_4$

Os NO_x dissolvidos {termo **genérico** para os óxidos mono-nitrogénicos NO e NO_2 (óxido nítrico e dióxido de azoto)} são facilmente removidos utilizando pressão reduzida à temperatura ambiente (10-30 min a 200 mmHg ou 27 kPa) para dar ácido nítrico fumante branco. Este procedimento pode também ser realizado sob pressão e temperatura reduzidas numa única etapa, de modo a produzir menos dióxido de azoto gasoso.[10]

O ácido nítrico diluído pode ser concentrado por destilação até 68% de ácido, que é um azeótropo de ebulição máxima contendo 32% de água. No laboratório, a concentração adicional envolve a destilação com ácido sulfúrico ou nitrato de magnésio, que actuam como agentes desidratantes. Estas destilações devem ser efectuadas com aparelhos de vidro a pressão reduzida, para evitar a decomposição do ácido. Industrialmente, o ácido nítrico altamente concentrado é produzido pela dissolução de dióxido de azoto adicional em ácido nítrico a 68% numa torre de absorção. Os óxidos de azoto dissolvidos são removidos, no caso do ácido nítrico fumante branco, ou permanecem em solução para formar o ácido nítrico fumante vermelho. Mais recentemente, foram desenvolvidos meios electroquímicos para produzir ácido anidro a partir de matéria-prima de ácido nítrico concentrado[8].

S **Ensaio xantoproteico:**

O ácido nítrico reage com as proteínas para formar produtos nitrados amarelos. Esta reação é conhecida como reação xantoproteica. Este teste é efectuado adicionando ácido nítrico concentrado à substância a testar e aquecendo depois a mistura. Se estiverem presentes proteínas que contenham aminoácidos com anéis aromáticos, a mistura torna-se amarela. Ao adicionar uma base forte, como o amoníaco líquido, a cor torna-se laranja. Estas alterações de cor são causadas por anéis aromáticos nitrados na proteína. O ácido xantoproteico forma-se quando o ácido entra em contacto com as células epiteliais e é indicativo de precauções de segurança inadequadas no manuseamento do ácido nítrico.[9]

- Segurança:

O ácido nítrico é um ácido corrosivo e um poderoso agente oxidante. O principal perigo que representa são as queimaduras químicas, uma vez que efectua a hidrólise ácida das proteínas (amida) e das gorduras (éster), decompondo consequentemente os tecidos vivos (por exemplo, pele e carne). O ácido nítrico concentrado mancha a pele humana de amarelo devido à sua reação com a queratina. Estas manchas amarelas tornam-se cor de laranja quando neutralizadas. Contudo, os efeitos sistémicos são improváveis e a substância não é considerada cancerígena ou mutagénica.[10] O tratamento padrão de primeiros socorros para derrames de ácido na pele é, tal como para outros agentes corrosivos, a irrigação com grandes quantidades de água. A lavagem deve ser continuada durante pelo menos dez a quinze minutos para arrefecer o tecido que envolve a queimadura por ácido e para evitar danos secundários. A roupa contaminada deve ser imediatamente removida e a pele subjacente deve ser cuidadosamente lavada. Sendo um forte agente oxidante, as reacções do ácido nítrico com compostos como os cianetos, carbonetos e pós metálicos podem ser explosivas e as reacções com muitos compostos orgânicos, como a terebintina, são violentas e hipergólicas (ou seja, auto-inflamáveis). Por isso, deve ser armazenado longe de bases e compostos orgânicos.[9,10]

- FLUIDOS QUE CONTENHAM ÁCIDO NÍTRICO:

❖ Formol ácido nítrico:

Fórmula:

- Formalina 5 ml
- Ácido nítrico (densidade 1,41) .... 7,5 - 15 ml
- Água destilada .... a 100 ml.

-Nesta fórmula, o formaldeído inibe parcialmente a tendência para a maceração pelo ácido nítrico.

- Na prática, o ácido nítrico aquoso permite uma melhor preservação e coloração das células.

- A descoloração pode ser evitada através da estabilização com ureia[2,9].

- **Cloroglucina - Ácido nítrico**

1. Colocar 10 ml de ácido nítrico (densidade 1,41) num prato de evaporação.
2. Adicionar 1 g de cloroglucina.
3. Quando cessar a borbulhagem, adicionar 100 ml de ácido nítrico a 10 %.

- Diz-se que a utilização de cloroglucina protege o tecido da maceração e permite uma boa coloração subsequente.

- Mas, segundo alguns, a descalcificação aqui é muito rápida, a coloração subsequente é muito pobre e o método não pode ser recomendado.[2]

❖ **Ácido nítrico aquoso:**

Fórmula

- Ácido nítrico (estabilizado com 0,1% de ureia).... 5- 10 ml
- Água destilada............................a 100 ml.

▪ O líquido recomendado por Clayden é utilizado como agente descalcificante de rotina. É rápido, causa poucos danos ao tecido se o tempo de descalcificação for cuidadosamente controlado e permite a aplicação da maioria das técnicas de coloração.[9]

❖ **O fluido de Perenyi:**

Fórmula

- Ácido nítrico a 10%........................40 ml
- Álcool absoluto..............................30 ml
- Ácido crómico a 0,5%....................30 ml.

▪ Estas soluções são mantidas em stock e misturadas de fresco quando necessário.

▪ A solução adquire uma tonalidade violeta após um curto período de tempo.

▪ O líquido de Perenyi é lento para descalcificar osso denso.

▪ É um excelente reagente para pequenos depósitos de cálcio.

▪ Tem pouco efeito de endurecimento nos tecidos e é possível efetuar excelentes preparações citológicas após a sua utilização.

▪ O teste químico de descalcificação não pode ser efectuado com este fluido: devem ser utilizados raios X.[10]

> **Vantagem:**

- Muitos autores recomendam vivamente 5%, que não provoca inchaço e actua de forma potente[2].

> **Desvantagens:**

- Um inconveniente da utilização do ácido nítrico como fluido descalcificante é a cor amarela que se desenvolve devido à formulação do ácido nitroso.
- Este facto provoca uma alteração na velocidade de descalcificação, que se torna mais rápida à medida que a cor se desenvolve.
- Provoca também uma descoloração amarela do tecido que, subsequentemente, interfere com as reacções de coloração.
- A cor amarela pode ser eliminada pela adição de 0,1% de ureia ao ácido nítrico puro, que deve ser incolor.
- Mesmo uma breve exposição a este ácido torna insatisfatória a coloração da medula óssea com Giemsa, Maximow's azure ll-eosin ou Lillie's azure eosin formula.[2,10]
- Dado que a ureia tem um efeito temporário, devem ser efectuadas novas adições quando o ácido se tinge de amarelo (Clayden, 1952).[1]

2. ÁCIDO CLORÍDRICO:

- **Etimologia:**

O ácido clorídrico era conhecido pelos alquimistas europeus como espírito *de sal* ou acidumsalis (ácido salgado). Ambos os nomes continuam a ser utilizados, especialmente em línguas não inglesas, como o alemão: *Salzsaure*, o neerlandês: *Zoutzuur*, o sami do norte: *Saltsyra* e polaco: *kwas solny*. O HCl gasoso era designado por *ar ácido* marinho. A antiga designação (pré-sistemática) de *ácido muriático* tem a mesma origem (*muriático* significa "pertencente à salmoura ou ao sal"), e esta designação ainda é por vezes utilizada. O nome "ácido clorídrico" foi cunhado pelo químico francês Joseph Louis Gay-Lussac em 1814.[11]

- **História**

A água régia, uma mistura de ácido clorídrico e ácido nítrico, preparada pela dissolução de sal amoniacal em ácido nítrico, foi descrita nos trabalhos de Pseudo-Geber, o alquimista europeu do século XIII[9]. Outras referências sugerem que a primeira menção à água régia se encontra em manuscritos bizantinos do final do século XIII. O ácido clorídrico livre foi descrito formalmente pela primeira vez no século XVI por Libavius, que o preparou aquecendo sal em cadinhos de argila. Outros autores afirmam que o ácido clorídrico puro foi descoberto pela primeira vez pelo monge beneditino alemão Basil Valentine, no século XV, através do aquecimento de sal comum e vitríolo verde, enquanto outros afirmam que não existe qualquer referência clara à preparação de ácido clorídrico puro até ao final do século XVI[10,11].

No século XVII, Johann Rudolf Glauber, de Karlstadt am Main, Alemanha, utilizou sal de cloreto de sódio e ácido sulfúrico para a preparação de sulfato de sódio no processo de Mannheim, libertando gás cloreto de hidrogénio. Joseph Priestley, de Leeds, Inglaterra, preparou cloreto de hidrogénio puro em 1772 e, em 1808, Humphry Davy, de Penzance, Inglaterra, provou que a composição química incluía hidrogénio e cloro.[9]

Durante a Revolução Industrial na Europa, a procura de substâncias alcalinas aumentou. Um novo processo industrial de Nicolas Leblanc (Issoundun, França) permitiu a produção barata e em grande escala de carbonato de sódio (carbonato de sódio). Neste processo de Leblanc, o sal comum é convertido em carbonato de sódio, utilizando ácido sulfúrico, calcário e carvão, libertando cloreto de hidrogénio como subproduto. Até à lei britânica Alkali Act 1863 e legislação semelhante noutros países, o excesso de HCl era libertado para o ar. Após a aprovação da lei, os produtores de carbonato de sódio foram obrigados a absorver o gás residual em água, produzindo ácido clorídrico à escala industrial.[11,12]

No século XX, o processo Leblanc foi efetivamente substituído pelo processo Solvay sem um subproduto de ácido clorídrico. Uma vez que o ácido clorídrico já estava plenamente estabelecido como um produto químico importante em numerosas aplicações, o interesse comercial deu início a outros métodos de produção, alguns dos quais ainda hoje são utilizados. Após o ano 2000, o ácido clorídrico é maioritariamente produzido através da absorção de cloreto de hidrogénio subproduto da produção industrial de compostos orgânicos[10].

- **Propriedades físicas e químicas:**

O cloreto de hidrogénio (HCl) é um ácido monoprótico, o que significa que pode dissociar-se (*ou seja,* ionizar-se) apenas uma vez para libertar um ião H^+ (um único protão). No ácido clorídrico aquoso, o H^+ junta-se a uma molécula de água para formar um ião hidrónio, H3O .$^+$

$$HCl + H_2O \rightarrow H_3O^+ + Cl^-$$

O outro ião formado é o Cl-, o ião cloreto. O ácido clorídrico pode, portanto, ser utilizado para preparar sais chamados *cloretos*, como o cloreto de sódio. O ácido clorídrico é um ácido forte, uma vez que se dissocia completamente em água.[11]

Dos seis ácidos minerais fortes comuns em química, o ácido clorídrico é o ácido monoprótico menos suscetível de sofrer uma reação de oxidação-redução interferente.[10] É um dos ácidos fortes menos perigosos de manusear; apesar da sua acidez, consiste no ião cloreto não reativo e não tóxico. As soluções de ácido clorídrico de força intermédia são bastante estáveis quando armazenadas, mantendo as suas concentrações ao longo do tempo. Estes atributos, mais o facto de estar disponível como reagente puro, fazem do ácido clorídrico um excelente reagente acidificante.[12]

O ácido clorídrico é o ácido preferido na titulação para determinar a quantidade de bases. Os titulantes ácidos fortes dão resultados mais precisos devido a um ponto final mais distinto. O ácido clorídrico azeotrópico ou de "ebulição constante" (cerca de 20,2%) pode ser utilizado como padrão primário na análise quantitativa, embora a sua concentração exacta dependa da pressão atmosférica quando é preparado.[11]

O ácido clorídrico é frequentemente utilizado na análise química para preparar ("digerir") amostras para análise. O ácido clorídrico concentrado dissolve muitos metais e forma cloretos metálicos oxidados e gás hidrogénio, e reage com compostos básicos como o carbonato de cálcio ou o óxido de cobre (II), formando os cloretos dissolvidos que podem ser analisados.[12]

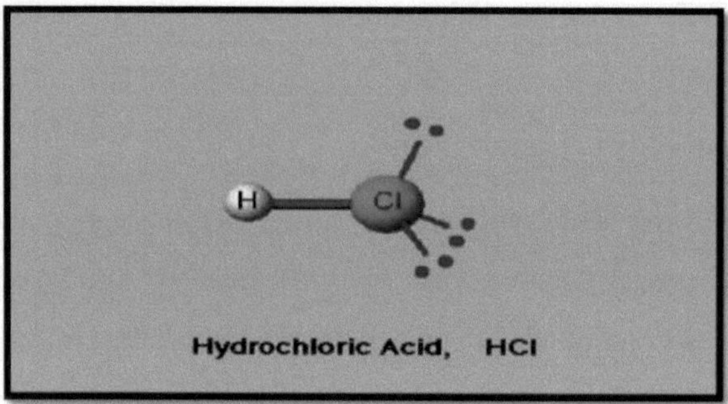

Fig 2 : Estrutura do ácido clorídrico[18]

As propriedades físicas do ácido clorídrico, tais como os pontos de ebulição e de fusão, a densidade, e o pH, dependem da concentração ou molaridade do HCl na solução aquosa. Estas propriedades variam desde as da água em concentrações muito baixas, próximas de 0% de HCl, até aos valores do ácido clorídrico fumante com mais de 40% de HCl.[9]

- **Presença em organismos vivos:**

O ácido gástrico é uma das principais secreções do estômago. É constituído principalmente por ácido clorídrico e acidifica o conteúdo do estômago até atingir um pH de 1 a 2.[11]

- **Segurança:**

O ácido clorídrico concentrado (ácido clorídrico fumante) forma névoas ácidas. Tanto a névoa como a solução têm um efeito corrosivo nos tecidos humanos, com potencial para danificar irreversivelmente os órgãos respiratórios, os olhos, a pele e os intestinos. Ao misturar o ácido clorídrico com produtos químicos oxidantes comuns, como o hipoclorito de sódio (lixívia, NaClO) ou o permanganato de potássio ($KMnO_4$), produz-se o gás tóxico cloro.[11,12]

$NaClO + 2 HCl \rightarrow H_2O + NaCl + Cl_2$

$2 KMnO_4 + 16 HCl \rightarrow 2 MnCl_2 + 8 H_2O + 2 KCl + 5 Cl_2$

O equipamento de proteção individual, como luvas de borracha ou PVC, óculos de proteção e vestuário e calçado resistentes a produtos químicos, é utilizado para minimizar os riscos no manuseamento do ácido clorídrico. A Agência de Proteção Ambiental dos Estados Unidos classifica e regulamenta o ácido clorídrico como uma substância tóxica.[10]

FLUIDOS QUE CONTENHAM ÁCIDO CLORÍDRICO:

- **O líquido da Jenki**:

Fórmula

- Álcool absoluto.................. 73 ml
- Água destilada.........10 ml
- Clorofórmio.............3ML
- Ácido acético glacial.......3 ml
- Ácido clorídrico......... 4 ml

*O líquido de Jenki não só descalcifica como também desidrata. A ação de inchaço do ácido clorídrico é contrariada pelo efeito de retração do álcool.

- Devem ser utilizadas grandes quantidades deste líquido, entre 40 e 50 vezes o volume do tecido. Após a descalcificação, o tecido é transferido diretamente para o álcool absoluto, no qual é submetido a várias mudanças para remover o ácido.
- A secção transversal de uma costela humana é descalcificada em 4-6 dias.[9]

❖ **Von Ebners fluido:**

Fórmula

- Ácido clorídrico concentrado.............................. 15 ml

- Cloreto de sódio.......................... 175g
- Água destilada.... Para 1.000 ml

* O ácido clorídrico (0,5%) deve ser adicionado diariamente até a descalcificação estar completa.

*Este líquido é popular em certas partes da Grã-Bretanha como agente descalcificante de rotina. A sua ação é moderadamente rápida, mas não tão boa como a obtida com o líquido de Gooding & Stewart ou de Perenyi.

*A secção transversal de uma costela humana (5 mm) é descalcificada em 36-72 horas[2,9].

> **Vantagens:**

A ação é rápida, mesmo em soluções diluídas. Este ácido, quando utilizado a 37^0 C, preserva as colorações de eosina do citoplasma. Quando utilizado entre 15^0 e 25^0 C, as colorações H & E, Van Gieson, Masson e eosina azul podem ser satisfatórias, se a exposição não for prolongada. Para remediar o inchaço dos tecidos, pode adicionar-se ácido crómico ou álcool à solução. Pode também adicionar-se NaCl a 15% a uma solução ácida a 3% para contrariar a ação de inchaço.[2,12]

> **Desvantagens:**

Provoca um grave inchaço dos tecidos. A 55^0 a 60^0 C, a perda de sais de cálcio ocorre rapidamente, seguida de inchaço e hidrólise da matriz óssea, que rapidamente resulta numa digestão completa. Isto ocorre em apenas 24 horas em ácido clorídrico a 8%. A descalcificação a 37^0 C prejudica, em certa medida, a coloração dos núcleos com hematoxilina de alúmen e com ferro de Weigert. A coloração de Feulgen dos núcleos não é bem sucedida e a coloração com eosina azul dá citoplasma e núcleos cor-de-rosa.[12]

II.ÁCIDOS FRACOS:

O ácido fórmico é o único ácido fraco utilizado extensivamente como descalcificante primário. Os ácidos acético e pícrico causam inchaço dos tecidos e não são utilizados isoladamente como descalcificantes, mas encontram-se como componentes nos fixadores de Carnoy e de Bouin. Estes fixadores actuam como descalcificadores incidentais, embora fracos, e podem ser utilizados em casos urgentes com uma calcificação mínima. As soluções de ácido fórmico podem ser aquosas (5-10%), tamponadas ou combinadas com formalina.[9]

A mistura de formalina-10% de ácido fórmico fixa e descalcifica simultaneamente e é recomendada para peças ósseas muito pequenas. No entanto, continua a ser aconselhável uma fixação completa antes da utilização de qualquer descalcificante ácido. O ácido fórmico é mais suave e mais lento do que o HC1 ou o ácido nítrico e é adequado para a maioria das amostras cirúrgicas de rotina, particularmente quando é necessária uma coloração imuno-histoquímica. O ácido fórmico pode ainda assim danificar o tecido, os antigénios e a coloração histoquímica enzimática, pelo que deve ser testado no ponto final.[10]

A descalcificação está normalmente completa em 1-10 dias, dependendo do tamanho, tipo de osso e concentração de ácido. Ossos corticais densos ou de grandes dimensões têm sido descalcificados eficazmente com ácido fórmico aquoso a 15% e uma mistura de ácido fórmico 4% HCl- 4%.[13]

1. ÁCIDO FÓRMICO

- **Introdução:**

O ácido fórmico (sistematicamente designado por ácido metanóico) é o ácido carboxílico mais simples. A sua fórmula química é HCOOH ou HCO_2H. É um intermediário importante na síntese química e ocorre naturalmente, sobretudo no veneno das formigas. O seu nome deriva da palavra latina para formiga, *Formica*, referindo-se ao seu isolamento inicial através da destilação de corpos de formiga. Os ésteres, os sais e os aniões derivados do ácido fórmico são referidos como formiatos.[2,13]

- **História:**

Já no século XV, alguns alquimistas e naturalistas tinham conhecimento de que os formigueiros libertavam um vapor ácido. A primeira pessoa a descrever o isolamento desta substância (através da destilação de um grande número de formigas) foi o naturalista inglês John Ray, em 1671. As formigas segregam o ácido fórmico para fins de ataque e defesa. O ácido fórmico foi sintetizado pela primeira vez a partir do ácido cianídrico pelo químico francês Joseph Gay-Lussac. Em 1855, outro químico francês, Marcellin Berthelot, desenvolveu uma síntese a partir do monóxido de carbono que é semelhante à utilizada atualmente.[10,13]

Durante muito tempo, o ácido fórmico foi considerado um composto químico de pouco interesse para a indústria química. No entanto, no final da década de 1960, quantidades significativas deste composto tornaram-se disponíveis como subproduto da produção de ácido acético. Atualmente, é cada vez mais utilizado como conservante e agente antibacteriano nos alimentos para animais.[13]

- **Propriedades físicas e químicas:**

O ácido fórmico é um líquido incolor com um odor altamente pungente e penetrante à temperatura ambiente. É miscível com a água e com a maioria dos solventes orgânicos polares, e é um pouco solúvel em hidrocarbonetos. Nos hidrocarbonetos e na fase de vapor, é constituído por dímeros ligados por hidrogénio em vez de moléculas individuais. Devido à sua tendência para a ligação de hidrogénio, o ácido fórmico gasoso não obedece à lei dos gases ideais. O ácido fórmico sólido (dois polimorfos) é constituído por uma rede efetivamente infinita de moléculas de ácido fórmico ligadas por hidrogénio[2,9].

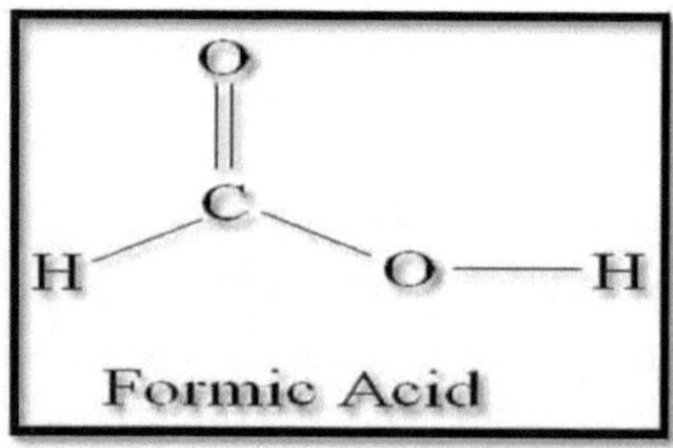

Fig 3: Estrutura do ácido fórmico[18]

Quadro 2: Propriedades do ácido fórmico[18]

Propriedades	
Fórmula molecular	CH_2O_2
Massa molar	46,03 g mol^{-1}
Aparência	líquido fumante incolor
Odor	pungente, penetrante
Densidade	1.220 g/Ml
Ponto de fusão	8,4 °C (47,1 °F; 281,5 K)
Ponto de ebulição	100,8 °C (213,4 °F; 373,9 K)
Solubilidade em água	Miscível
Solubilidade	miscível com éter, acetona, acetato de etilo, glicerol, metanol, etanol parcialmente solúvel em benzeno, tolueno.
log P	-0.54
Acidez (p Ka)	3.77
Índice de refração (*n* D)	1.3714 (20 °C)
Viscosidade	1,57 cP a 268 °C

- **Utilização em laboratório**:

O ácido fórmico é uma fonte do grupo formilo, por exemplo, na formilação da metilanilina em N-metilformanilida em tolueno. Na química orgânica sintética, o ácido fórmico é frequentemente utilizado como fonte de ião hidreto. A reação de Eschweiler-Clarke e a reação de Leuckart-Wallach são exemplos desta aplicação. O ácido fórmico, ou mais frequentemente o seu azeótropo com trietilamina, é também utilizado como fonte de hidrogénio na hidrogenação de transferência.[13]

Como mencionado abaixo, o ácido fórmico pode servir como uma fonte conveniente de monóxido de carbono, sendo facilmente decomposto pelo ácido sulfúrico concentrado.[10]

$$CH_2O_{2(l)} + H_2SO_{4(l)} \rightarrow H_2SO_{4(l)} + H_2O_{(l)} + CO_{(g)}$$

- **Segurança:**

O ácido fórmico tem baixa toxicidade (daí a sua utilização como aditivo alimentar), com um LD50 de 1,8 g/kg (oral, ratos). O ácido concentrado é, no entanto, corrosivo para a pele.[9]

O ácido fórmico é facilmente metabolizado e eliminado pelo organismo. No entanto, tem efeitos tóxicos específicos; o ácido fórmico e o formaldeído produzidos como metabolitos do metanol são responsáveis pela lesão do nervo ótico, causando cegueira, observada no envenenamento por metanol. Foram documentados alguns efeitos crónicos da exposição ao ácido fórmico. Algumas experiências em espécies bacterianas demonstraram que o ácido fórmico é um mutagénico. A exposição crónica de seres humanos pode causar danos nos rins. Outro efeito possível da exposição crónica é o desenvolvimento de uma alergia cutânea que se manifesta aquando da reexposição ao produto químico[12].

O ácido fórmico concentrado decompõe-se lentamente em monóxido de carbono e água, levando à acumulação de pressão no recipiente em que é mantido. Por este motivo, o ácido fórmico a 98% é expedido em garrafas de plástico com tampas auto-ventiladas.[13]

- FLUIDOS QUE CONTENHAM ÁCIDO FÓRMICO:

❖ **Ácido fórmico aquoso:**

Fórmula

- 90% de ácido fórmico ....5-10 ml
- Água destilada..........................para 100 ml

❖ **Ácido fórmico-Formalina (segundo Gooding & Stewart 1932):**

Fórmula

- Ácido fórmico de reserva a 90%...... 5-10 ml
- Formaldeído (37-40%) .... 5 ml
- Água destilada......................para 100 ml

(Um descalcificante de ácido fórmico com formalina adicionada, alegadamente para fixar e descalcificar).[13]

❖ Ácido fórmico tamponado (Evans & Krajian 1930):

Fórmula:

- Citrato de sódio aquoso a 20%.................... 65 ml
- 90% de ácido fórmico de reserva............35 ml

(Esta solução tem um pH de cerca de 2,3. Um descalcificante eficaz à base de ácido fórmico tamponado com citrato).[2,13]

❖ Ácido fórmico:

Fórmula

- Ácido fórmico (90%) ....100 ml
- Água destilada........................... 900 ml
- (Um descalcificante simples e eficaz)[12].

❖ Kristensen:

Fórmula

- Ácido fórmico.......... 18ml
- Formato de sódio............. 3.5g
- Água destilada................. 82 ml

(Um descalcificante eficaz à base de ácido fórmico tamponado com formiato).[12]

> Vantagens:

- Único ácido fraco muito utilizado como descalcificante primário.
- Fixa e descalcifica simultaneamente o tecido.
- É mais suave e mais lento e adequado para a coloração imuno-histoquímica[1,13].

> DESVANTAGENS:

- Descalcificação retardada se o tamanho da amostra for superior.

- Pode ainda danificar os tecidos, os antigénios e a coloração histoquímica enzimática.[13]

2. ÁCIDO TRICLOROACÉTICO:

- **Introdução:**

O ácido tricloroacético (TCA; TCAA; também conhecido como ácido tricloroetanóico) é um análogo do ácido acético em que os três átomos de hidrogénio do grupo metilo foram todos substituídos por átomos de cloro.[9]

- **História:**

A descoberta do ácido tricloroacético por Jean-Baptiste Dumas, em 1839, constituiu um exemplo notável para a teoria dos radicais orgânicos e das valências, que estava a evoluir lentamente. A teoria era contrária às crenças de Jons-Jakob Berzelius, dando início a uma longa disputa entre Dumas e Berzelius.[14]

Tabela 3 : Propriedades do ácido tricloroacético[18]

Propriedades	
Fórmula molecular	C2HCl3O2
Massa molar	163,39 g mol^{-1}
Aparência	Sólido branco
Densidade	1,63 g/cm^3
Ponto de fusão	57 a 58 °C (135 a 136 °F; 330 a 331 K)
Ponto de ebulição	196 a 197 °C (385 a 387 °F; 469 a 470 K)
Solubilidade em água	Solúvel em 0,1 partes
Acidez (p K_a)	0.66
Estrutura	
Momento de dipolo	3.23 D

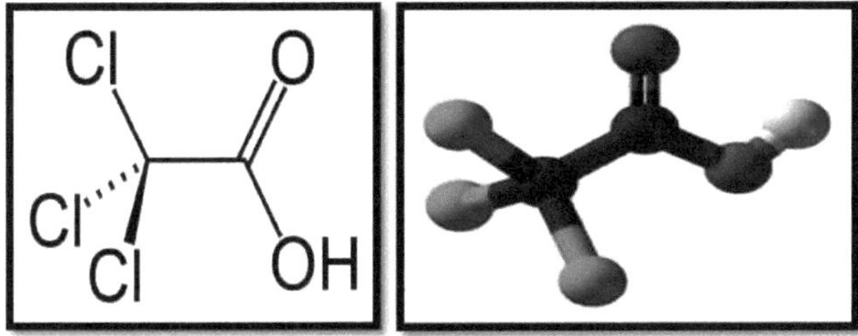

Fig 4: Estrutura do ácido tricloroacético[18]

- Síntese:

É preparado pela reação do cloro com ácido acético na presença de um catalisador adequado.[9]

> Vantagens:

- Apresentam resultados superiores na coloração e morfologia celular.[2]

> Desvantagens:

- Ação mais lenta, mas inferior à do ácido fórmico[7].
- "O ácido acético e o ácido pícrico são ácidos fracos que provocam a dilatação dos tecidos e não são utilizados isoladamente como descalcificantes, mas encontram-se como componentes dos fixadores de Carnoy e de Bouin".[1,2]

III. AGENTES QUELANTES:

Trata-se de compostos orgânicos que têm o poder de ligar certos metais. O agente quelante utilizado para a descalcificação é o ácido etileno-diaminotetracético (EDTA). A sua utilização como agente descalcificante foi descrita pela primeira vez por Hilleman e Lee (1953). Trata-se de um processo lento, uma vez que o cálcio é removido camada a camada da rede de hidroxiapatite[15].

Os tecidos descalcificados por este método apresentam um mínimo de artefactos e podem subsequentemente ser corados pela maioria das técnicas com resultados de primeira classe. Estas qualidades tornam-no o agente descalcificante de eleição para a microscopia eletrónica[11,15].

Embora o EDTA seja nominalmente ácido, não actua como os ácidos inorgânicos ou orgânicos, mas liga-se a iões metálicos, nomeadamente cálcio e magnésio. O EDTA não se liga ao cálcio a um pH inferior a 3 e é mais rápido a um pH de 7-7,4, embora o pH 8 e superior proporcione uma ligação óptima; o pH mais elevado pode danificar as ligações proteicas sensíveis aos alcalinos (Callis & Sterchi 1998).[15]

O EDTA liga-se ao cálcio ionizado no exterior do cristal de apatite e, à medida que esta camada se esgota, mais iões de cálcio se reformam a partir do interior; o cristal torna-se progressivamente mais pequeno durante a descalcificação. Trata-se de um processo muito lento que não danifica os tecidos nem a sua capacidade de coloração[10,15].

Quando o tempo o permite, o EDTA é um excelente descalcificador ósseo para imuno-histoquímica ou coloração enzimática e microscopia eletrónica. As enzimas requerem condições de pH específicas para manterem a sua atividade e as soluções de EDTA podem ser ajustadas a um pH específico para a coloração enzimática. O EDTA inativa a fosfatase alcalina, mas a atividade pode ser restaurada pela adição de cloreto de magnésio.[11,14]

O EDTA e o sal dissódico do EDTA (10%) ou o sal tetrassódico do EDTA (14%) aproximam-se da saturação e podem ser utilizados como soluções aquosas simples ou tamponadas a um pH neutro de 7-7,4, ou adicionados à formalina. A solução de EDTA tetrassódico é alcalina e o pH deve ser ajustado para 7,4 com ácido acético concentrado. O tempo necessário para descalcificar totalmente o osso cortical denso pode ser de 6-8 semanas ou mais, embora pequenas espículas ósseas possam ser descalcificadas em menos de uma semana.[15]

- **FORMALINA/EDTA (HILLEMANN & LEE 1953)**

Fórmula

- EDTA, sal dissódico........................ 5.5 g
- Água destilada.................90 ml
- F ormaldeído (3 7-40% de reserva)................... 10 ml .[13]

- **EDTA AQUOSO, PH 7,0-7,4**

Fórmula

- EDTA, sal dissódico...............................250 g
- Água destilada..........................1750 ml

Se a solução estiver turva, ajustar para cerca de 25 g de hidróxido de sódio. A solução ficará límpida.[16]

- **Solução de EDTA**

Fórmula

- EDTA (sal dissódico)....................55 g
- Formalina....................100 ml
- Água destilada.................................900 ml

O EDTA é por vezes conhecido como Sequestrene ou Versene[16].

> **Vantagens:**

- Causa poucos danos nos tecidos.
- As manchas convencionais não são afectadas em grande parte.[2,16]

> **Desvantagens:**

- Actos lentamente[2].

FACTORES QUE INFLUENCIAM A TAXA DE DESCALCIFICAÇÃO

Vários factores influenciam a taxa de descalcificação e existem formas de acelerar ou abrandar este processo. A concentração e o volume do reagente ativo, incluindo a temperatura a que a reação ocorre, são sempre importantes. Outros factores que contribuem para a rapidez da descalcificação do osso são a idade do doente, o tipo de osso, o tamanho da amostra e a agitação da solução. O osso cortical maduro descalcifica-se mais lentamente do que o osso imaturo, cortical em desenvolvimento ou trabeculado. De todos os factores, a eficácia da agitação ainda está a ser debatida[1,2].

HEAT
VACUUM
SOLUTION AGITATION
TYPE OF BONE
STRENGTH OF ACID
FACTORS INFLUENCING RATE OF DECALCIFICATION

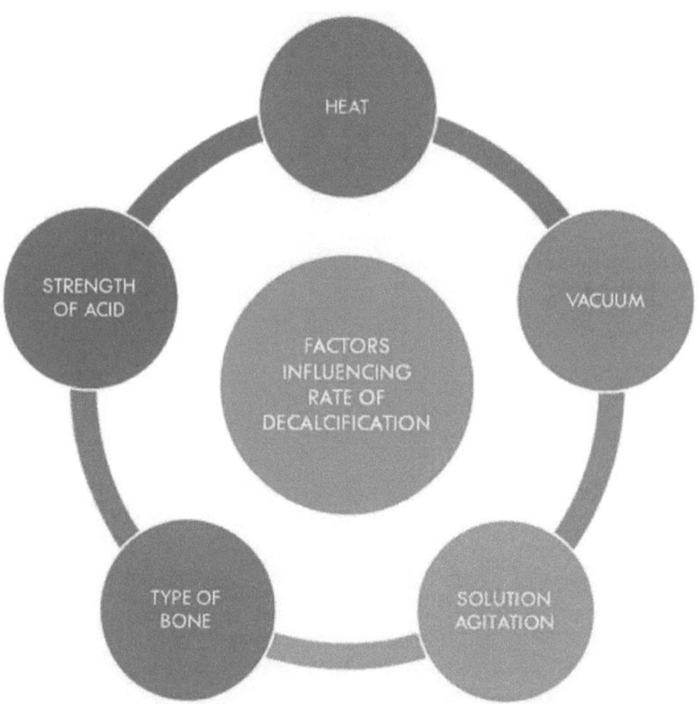

Fig 5: Factores que influenciam a taxa de descalcificação

(I) CALOR:

O aumento da temperatura acelera muitas reacções químicas, incluindo a descalcificação, mas também aumenta os efeitos prejudiciais que os ácidos têm nos tecidos, de modo que, a 60^{0} C, o osso. Os tecidos moles e as células podem ficar completamente macerados quase tão depressa como são descalcificados. A reação química é acelerada duas a três vezes o aumento da temperatura e Murayama, Suzuki e Itoh (1937) verificaram que, com o aumento da temperatura, o processo de descalcificação ocorre realmente num período de tempo ainda mais curto[2,6].

A temperatura óptima para a descalcificação não foi determinada. Embora Smith (1962) tenha sugerido 25^{0} C como a temperatura padrão, na prática é aceitável uma temperatura ambiente (RT) de 18-30^{0} C. Por outro lado, uma temperatura mais baixa diminui as taxas de reação e os tecidos não estão completamente descalcificados no final da semana de trabalho. Uma melhor recomendação é interromper a descalcificação, mas enxaguando brevemente o ácido do osso, imergindo-o em formalina neutra tamponada (NBF) e retomando a descalcificação no dia útil seguinte.[17] Os métodos de micro-ondas, sonicação e electrolíticos produzem calor e devem ser cuidadosamente monitorizados para evitar temperaturas excessivas que danifiquem os tecidos (Callis e Sterchi 1998).[16]

O aumento da temperatura também acelera a descalcificação com EDTA sem o risco de maceração, mas pode não ser aceitável para a preservação de antigénios sensíveis ao calor, enzimas ou trabalhos de microscopia eletrónica. Brain (1966) não viu objecções à descalcificação com EDTA a 60^{0} C se o osso estivesse bem fixado.[17]

(II) FORÇA / CONCENTRAÇÃO DO ÁCIDO:

Geralmente, as soluções ácidas mais concentradas descalcificam o osso mais rapidamente, mas são mais prejudiciais para o tecido. Isto é particularmente verdade no caso de soluções ácidas aquosas, uma vez que vários aditivos, por exemplo, álcool ou tampões que protegem os tecidos, podem abrandar a taxa de descalcificação. Com soluções combinadas de fixador-ácido descalcificante, a taxa de descalcificação não pode exceder a taxa de fixação ou o ácido danificará ou macerará o tecido antes de a fixação estar completa. Consequentemente, as misturas descalcificantes não devem comprometer o equilíbrio entre os efeitos desejáveis (por exemplo, velocidade) e os efeitos indesejáveis (por exemplo, maceração, prejuízo da coloração).[15]

Em todos os casos, deve ser evitada a depleção total de um ácido ou quelante pela sua reação com o cálcio. Para o efeito, deve ser utilizado um grande volume de fluido em comparação com o volume de tecido (recomenda-se geralmente uma relação de 20:1) e o fluido deve ser mudado várias vezes durante o processo de descalcificação. Brain, no entanto, salientou que, se for utilizado um volume de fluido suficientemente grande (100 ml por g de tecido), não é necessário renovar o agente descalcificante, embora a depleção seja menos aparente num volume maior.[17,15]

Idealmente, as soluções ácidas devem ser testadas e mudadas diariamente para garantir que o agente descalcificante é renovado e que os tecidos não são deixados em ácidos durante demasiado tempo ou expostos em demasia aos ácidos, ou seja, "descalcificação excessiva".[18]

(III)AGITAÇÃO:

O efeito da agitação na descalcificação é controverso, apesar de ser geralmente aceite que a agitação mecânica influencia a troca de fluidos dentro dos tecidos e à volta dos mesmos com outros reagentes. Por conseguinte, seria uma suposição lógica que a agitação acelera a descalcificação e foram efectuados estudos para tentar confirmar esta teoria.[17]

Russel (1963) usou um motor de processador de tecidos que girava a uma rotação por minuto e relatou que o período de descalcificação foi reduzido de 5 dias para 1 dia. Outros, incluindo Clayden (1952), Brain (1966) e Drury e Wallington (1980), repetiram ou efectuaram experiências semelhantes e não conseguiram encontrar qualquer redução do tempo.[18]

O método de sonicação agita vigorosamente tanto a amostra como o fluido, e um estudo observou que os detritos celulares encontrados no chão de um recipiente após a sonicação poderiam possivelmente ser tecidos importantes sacudidos da amostra (Calis & Strerchi 1998).[17]

A agitação suave do fluido é conseguida através de uma rotação a baixa velocidade, balançando, mexendo ou borbulhando ar na solução. Embora os resultados de vários estudos não estejam resolvidos, a agitação é uma questão de preferência e não é prejudicial, uma vez que os componentes dos tecidos permanecem intactos.[17, 18]

(IV)SUSPENSÃO:

O líquido descalcificante deve poder entrar em contacto com todas as superfícies de uma amostra e as placas de osso planas não devem tocar umas nas outras ou no fundo de um recipiente, pois isso é suficiente para impedir um bom acesso do líquido entre as superfícies planas. As amostras de osso podem ser separadas e suspensas no fluido com um fio ou colocadas dentro de sacos de pano atados com fio. Alguns trabalhadores concebem plataformas de plástico perfurado para elevar as amostras acima do fundo de um contentor para permitir o acesso do fluido às amostras.[18]

(V)VÁCUO:

Uma outra forma de acelerar a difusão de um dos produtos de reação do processo de descalcificação consiste em bombear o dióxido de carbono gasoso. Waerhaug (1949) explica a descalcificação mais rápida que observou pelo contacto mais estreito entre o fluido descalcificante e o objeto, causado pela rápida remoção do gás dióxido de carbono. Na presente série foram encontradas diferenças muito ligeiras nas taxas de descalcificação entre o método habitual e o método in vacuo.[17]

Quando o processo de descalcificação é observado no vácuo, parece que o processo é consideravelmente acelerado, principalmente devido ao desenvolvimento "turbulento" das bolhas de dióxido de carbono. No entanto, é preciso ter em conta que é a baixa pressão que provoca a expansão considerável destas bolhas de gás (a uma pressão de 2 cm. Hg o volume aumenta 38 vezes em relação ao volume à pressão atmosférica), embora o processo de descalcificação não seja necessariamente acelerado.[2,17]

De acordo com Le Chatelier, o equilíbrio da reação é influenciado pela dissolução dos sais de cálcio quando o dióxido de carbono formado é bombeado rapidamente, mas não se apercebeu de qualquer redução do tempo de descalcificação[18].

Na opinião dos especialistas, são as bolhas de gás em rápida expansão que impedem que o líquido descalcificante chegue à superfície do objeto em quantidade suficiente, pois a mesma quantidade de produto da reação (dióxido de carbono) ocupa uma parte muito maior do objeto e "bloqueia-o" de qualquer fornecimento adicional de líquido. (Por "superfície" entende-se não só a superfície exterior, mas também a "superfície interior", ou seja, a superfície dos espaços que contêm os vasos sanguíneos, bem como a das numerosas cavidades dos osteócitos). Com a diminuição da pressão, o equilíbrio da reação é deslocado a favor da taxa de descalcificação, mas a possibilidade de reação diminui. Supõe-se que estes dois factores resultam em tempos de descalcificação bastante iguais, quer seja no vácuo ou não.[1,18]

MÉTODOS DE DESCALCIFICAÇÃO

- **Descalcificação com ácidos/ Método manual**
- **Descalcificação por micro-ondas**
- **Método de descalcificação com resinas de permuta iónica**
- **Descalcificação electrolítica**
- **Descalcificação por ultra-sons**

> MÉTODOS DE DESCALCIFICAÇÃO COM SOLUÇÕES ÁCIDAS:

As soluções ácidas são mais amplamente utilizadas para a descalcificação de rotina de grandes quantidades de osso e tecido calcificado. O princípio subjacente à ação dos agentes descalcificantes ácidos envolve as solubilidades dos sais metálicos. O cálcio ocorre nos ossos principalmente como sais de carbonato e fosfato, e estes sais são apenas ligeiramente solúveis em água[2,18].

Um ácido actuará para libertar o cálcio da sua combinação com os aniões e efectuará uma troca iónica para dar um sal de cálcio solúvel. Por exemplo, quando o ácido clorídrico é utilizado como agente descalcificante, o cálcio libertado combina-se com o ião cloreto para formar cloreto de cálcio, um sal de cálcio solúvel.[16]

Os iões de cálcio libertados permanecerão na própria solução descalcificante e serão efetivamente removidos do osso.[17] A técnica geral a seguir quando se utilizam agentes descalcificantes ácidos é a seguinte:

1. Seleção de tecidos
2. Fixação, após a fixação, o tecido é lavado para remover o excesso de fixador.
3. Descalcificação

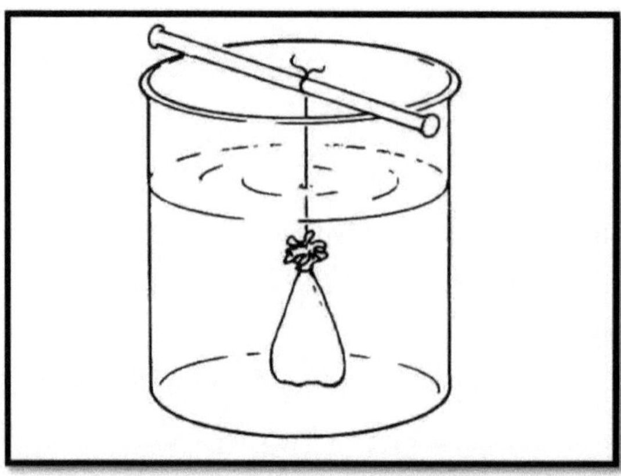

Fig 6 : Método de descalcificação ácida[3]

(Para obter melhores resultados, o osso envolvido em gaze deve ser suspenso no centro do líquido descalcificante)

O tecido selecionado deve ser ligeiramente envolvido em gaze e depois suspenso no centro de um frasco grande que esteja cheio com o líquido descalcificante de eleição. Cerca de 100 vezes o volume do tecido é uma boa quantidade aproximada, e este grande volume é necessário uma vez que o conteúdo mineral de um pedaço de osso de bom tamanho neutralizará rapidamente a pequena quantidade de ácido presente na solução. Os fluidos descalcificantes que podem ser utilizados incluem soluções aquosas ou alcoólicas[19].

Para a descalcificação rápida do osso, podem ser utilizadas soluções mais fortes de ácido nítrico ou clorídrico, se empregues em conjunto com a floroglucina.[17] A floroglucina actua, de uma forma ainda não compreendida, para evitar que os constituintes orgânicos do osso sejam lesados pela ação de inchaço e maceração dos ácidos fortes. O tecido deve ser removido do líquido descalcificante assim que o processo de descalcificação estiver completo, caso contrário, os detalhes histológicos e citológicos serão prejudicados.[18]

> DESCALCIFICAÇÃO POR MICROONDAS:

A descalcificação por micro-ondas é uma técnica nova em comparação com o método manual. Neste método, os tecidos duros são colocados no agente descalcificante num forno de micro-ondas durante períodos intermitentes com mudanças regulares da solução até se atingir o ponto final. Foi demonstrado que a irradiação por micro-ondas acelera significativamente o processo de descalcificação - de dias para horas. Foi referido que a descalcificação do osso é acelerada cerca de 10 vezes em comparação com a descalcificação à temperatura ambiente.[2,14]

METODOLOGIA: Foi utilizado um forno de micro-ondas doméstico (LG Intellowave, modelo 1911HE) com um prato rotativo fixo, potência máxima de 700 W e tensão de entrada de 230 V-50 HZ, 100 ml de água destilada fresca e irradiado para manter a temperatura a cerca de 41-43°C. O copo de vidro foi colocado em diferentes pontos do forno durante a irradiação para determinar a melhor posição da amostra durante a descalcificação por micro-ondas, uma vez que o forno de micro-ondas utilizado tinha um tempo constante mas não uma temperatura constante. Todos os espécimes foram fixados em fixador de formalina neutra tamponada a 10% e depois lavados em água durante cerca de 30 min antes da descalcificação.[14]

Cada amostra é suspensa num copo, com a ajuda de um fio, em cerca de 100 ml de agente descalcificante para a descalcificação. A hora exacta do início da descalcificação deve ser anotada. As soluções descalcificantes foram mudadas e o pH e a temperatura das soluções devem ser registados diariamente.[14,19]

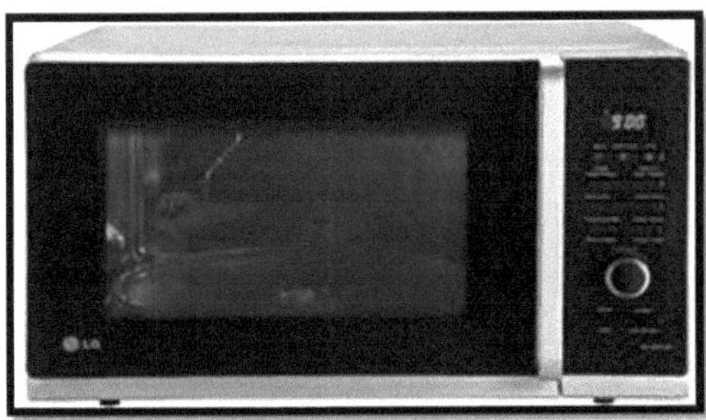

Fig 7: Forno de micro-ondas[17]

A ideia de utilizar micro-ondas para diminuir o tempo de descalcificação de ossos temporais foi originalmente introduzida por Hellstrom e Nilsson (1992) para cócleas de ratos. Mais recentemente, foi demonstrado que as micro-ondas são úteis na redução do tempo necessário para a descalcificação em EDTA de ossos temporais densos de primatas (Madden e Henson, 1997). A energia produzida pelas micro-ondas geradas num forno doméstico interage com as moléculas dipolares, conferindo-lhes energia cinética e alterando os campos eléctricos . Esta energia induz um campo dielétrico que leva a uma rápida oscilação das moléculas dipolares a cerca de 180ºC, gerando calor que é rapidamente distribuído de forma homogénea no interior do tecido.[14,19]

Pitol *et al,* (2007) mostraram que houve um aumento de 30 vezes na velocidade de descalcificação em comparação com o método tradicional quando o material foi irradiado num forno de micro-ondas. No entanto, Balaton e Loget (1989) relataram que a descalcificação do osso é acelerada cerca de 10 vezes no forno de micro-ondas em comparação com a temperatura ambiente.[19]

- **Resumo:**

Verificou-se que um novo método que utiliza o forno de micro-ondas acelera a descalcificação. A escolha do agente descalcificante e do método é largamente ditada pela urgência do procedimento. A aplicação potencial da energia de micro-ondas na histotecnologia foi reconhecida pela primeira vez por Mayers (1970). Esta forma de radiação não ionizante produz campos electromagnéticos alternados que resultam na rotação de moléculas dipolares, como a água e as cadeias laterais polares das proteínas, a 180° C a uma taxa de 2,45 mil milhões de ciclos/segundo. A cinética molecular assim induzida resulta na geração de fluxos de energia que continuam até que a radiação cesse.[14,15]

> MÉTODO DE DESCALCIFICAÇÃO COM RESINA DE PERMUTA IÓNICA:

Antes de proceder a este método de descalcificação, é necessário fixar e lavar o tecido selecionado. Após estes passos, o osso é descalcificado com uma mistura de ácido fórmico e uma resina de permuta iónica disponível no mercado. O cálcio é rapidamente removido da solução de ácido fórmico para a resina, o que elimina as mudanças de solução que têm de ser efectuadas para efetuar uma descalcificação adequada com os métodos de descalcificação ácida.[18]

O tecido é colocado num frasco com uma mistura de resina a l0% ou 20% e ácido fórmico. O osso esponjoso (2 a 3 mm de espessura) descalcificará em 2 a 3 horas na solução e as peças mais espessas (5 a 6 mm de espessura) levarão 4 a 8 horas a descalcificar.[1, 2] Uma solução de 40% de resina e ácido fórmico pode ser empregue quando a velocidade é essencial, mas para uma boa preservação do tecido, o osso não deve ser deixado nesta solução de força mais do que o necessário (até 8 dias). Se a rapidez não for essencial, o tecido pode ser deixado na solução seguinte até 20 dias sem distorção do tecido.[19]

- WIN-3000 (resina de permuta iónica)..100g
- 10 % de ácido fórmico (aquoso) ....800 ml

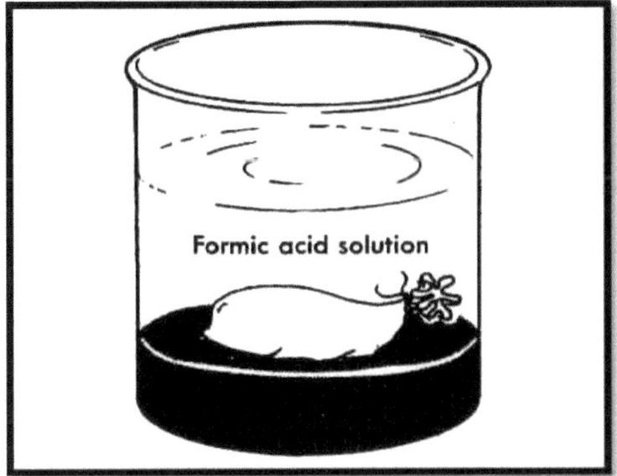

Fig 8: Método de permuta iónica (o provete envolvido em gaze é colocado em cima da resina)[17]

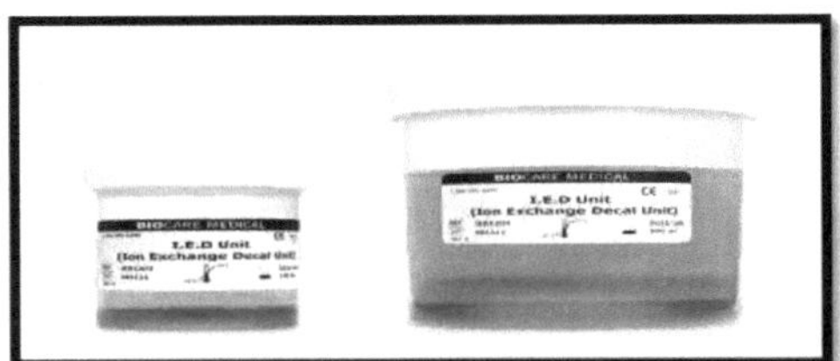

Fig 9: Resina de permuta iónica[17]

As vantagens da utilização do método de permuta iónica para a descalcificação óssea incluem a boa preservação dos detalhes celulares, superior à obtida com os métodos de descalcificação ácida, uma descalcificação mais rápida e a eliminação da mudança diária da solução. Além disso, a resina, uma vez utilizada, pode ser recuperada para utilização posterior através de lavagem para remover o excesso de ácido. A lavagem é seguida por uma lavagem com água com amoníaco a 1%, tratamento durante a noite com oxalato de amónio saturado e lavagem final com água no dia seguinte.[2,18]

> DESCALCIFICAÇÃO ELECTROLÍTICA:

Este método utiliza a eletrólise para encurtar o tempo necessário para a descalcificação de secções ósseas. Os materiais utilizados na técnica incluem um frasco de vidro durável que contém a solução ácida descalcificante, no qual é imerso o conjunto de eléctrodos e a amostra de osso, como se mostra na figura. A amostra de osso é suspensa por um ânodo de fio de platina no frasco, e os sais de cálcio insolúveis são transformados em sais ionizáveis pela ação do ácido na solução.[2,20]

-A solução de descalcificação electrolítica recomendada é a seguinte

- Ácido fórmico a 88% .. 100 ml
- Ácido clorídrico........... 80 ml
- Água destilada...........820 ml

A corrente, que é fornecida por uma unidade de potência, provoca um campo elétrico entre os eléctrodos, o que permite que os iões de cálcio migrem rapidamente da amostra (ânodo) para o elétrodo de carbono (cátodo). Os radicais ácidos migram do cátodo para o ânodo. A temperatura da reação é regulada entre 30^0 e 45^0 C. Temperaturas que excedam o limite superior de 45^0 C causarão a desintegração da amostra.[1,20]

As soluções devem ser mudadas após 8 horas de utilização para assegurar a velocidade máxima de descalcificação. A lavagem prolongada da amostra após a eletrólise é desnecessária; os tecidos são bem lavados em água alcalina e as secções imersas em carbonato de lítio antes da coloração. O tratamento com carbonato de lítio de uma secção cortada neutralizará qualquer ácido remanescente no tecido, de modo a que o ácido não possa interferir com qualquer procedimento de coloração.[19,20]

A principal vantagem do método eletrolítico reside no menor tempo necessário para a descalcificação completa. Este tempo mais rápido acelera o diagnóstico e permite uma melhor preservação dos padrões dos tecidos moles[1,19].

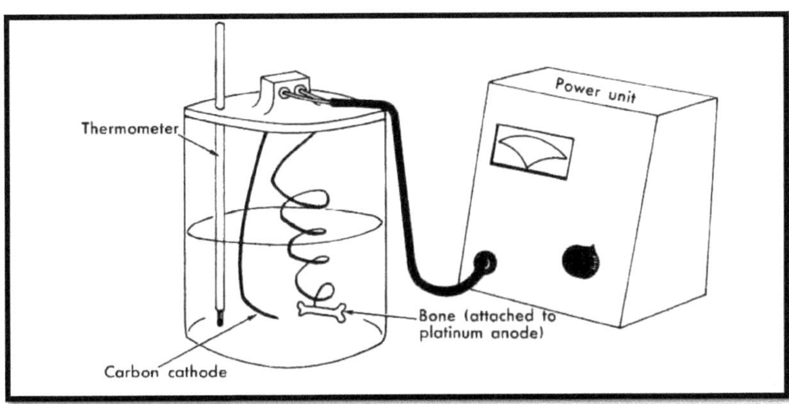

Fig 10: Aparelho de descalcificação electrolítica[3]

As reacções de coloração são geralmente melhores, uma vez que o método actua com rapidez suficiente e os tecidos têm um tempo relativamente curto no banho de ácido. Geralmente, o osso esponjoso com 3 a 5 mm de espessura descalcifica-se em 45 minutos ou menos. Ossos mais compactos demoram 16 horas ou mais.[1,2]

Uma desvantagem deste método é que apenas um número limitado de espécimes pode ser processado de cada vez. A manutenção do contacto entre o tecido e o elétrodo também pode criar problemas.[2,19]

> MÉTODO DE DESCALCIFICAÇÃO POR ULTRA-SONS:

A tecnologia única da descalcificação por ultra-sons permite a rápida destruição de estruturas cristalinas como o fosfato de cálcio, o fosfato de magnésio e o carbonato de cálcio. Em combinação com soluções adequadas, proporciona a máxima preservação do tecido celular. Todos os processos de difusão são significativamente acelerados pelo método ultrassónico[2,19].

A vantagem é que as soluções de descalcificação e de aumento intermédio funcionam muito mais rapidamente, poupando até 75% do tempo de descalcificação para biópsias de medula óssea. A caraterística adicional de arrefecer as amostras de tecido a uma temperatura de 17 °C evita o aquecimento das amostras resultante da reação química com a solução descalcificante. Isto garante a preservação a 100% das estruturas morfológicas e da antigenicidade das amostras de [(20)]. Não existem artefactos de encolhimento ou inchaço e todos os métodos histológicos e imuno-histoquímicos consecutivos podem ser aplicados a estas amostras.[19]

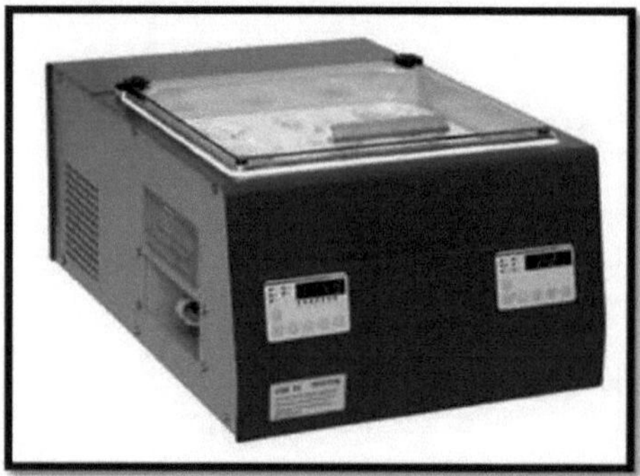

Fig. 11: Máquina de ultra-sons[17]

Dependendo do tamanho da amostra, o utilizador pode escolher entre inserções que incluem 4, 9 ou 49 recipientes de amostras com diferentes volumes. Em cada lote, podem ser processados simultaneamente até 49 contentores de amostras, capazes de transportar várias amostras.[17,19]

A descalcificação de espécimes ósseos de 2-5 mm de espessura pode ser alcançada em 5 horas ou menos quando os fluidos descalcificantes são agitados por energização ultra-sónica.[2,20]

MÉTODOS HISTOQUÍMICOS DE DESCALCIFICAÇÃO

Os métodos normais de descalcificação utilizando ácidos nítrico, clorídrico e outros são insatisfatórios se se pretender efetuar técnicas histoquímicas no tecido, uma vez que o tratamento ácido destruirá a atividade enzimática. Os métodos analíticos para ácidos nucleicos e polissacáridos devem também ser precedidos por um método histoquímico de descalcificação, em vez de um método de rotina, uma vez que estas substâncias são largamente destruídas pelos ácidos utilizados nas técnicas de rotina[11,19].

Os métodos de descalcificação histoquímica incluem a utilização de agentes quelantes (EDTA) e misturas de tampões. Os sais de cálcio podem ser removidos do osso quando este é colocado numa solução tamponada de citrato, pH 4,5. Os sais de cálcio são solúveis a este pH, e o zinco presente em muitas soluções tampão de citrato produzirá uma inativação reversível das fosfatases alcalinas (uma reativação subsequente permitirá a sua demonstração).

São necessárias mudanças diárias do tampão e o progresso da descalcificação pode ser verificado através da utilização do teste químico do oxalato descrito na secção sobre métodos de descalcificação ácida.[20]

Em primeiro lugar, os tecidos devem ser fixados em álcool frio a 80% durante 24 a 48 horas. Em seguida, é colocado na solução-tampão à temperatura do frigorífico (4^0 C) até a descalcificação estar completa. O tecido é então lavado em água da torneira, seguido de água destilada, e depois colocado numa solução de barbital de sódio a 37^0 C durante 6 horas para neutralizar o tecido dos efeitos do citrato ácido e reativar a atividade enzimática. Após o tratamento com barbital, o tecido é lavado durante 3 horas em água corrente da torneira e processado para posterior análise enzimática.[19, 20]

■ **As soluções utilizadas são as seguintes:**

❖ **Tampão ácido cítrico-citrato de amónio (pH 4,5)**

- 1 N de ácido cítrico (mono-hidratado, 7%) 50 ml
- Citrato de amónio I N (anidro, 7,54%) .... 950 ml
- 1 % de sulfato de zinco2ml
- Clorofórmio .... 0,1 ml

❖ **Solução de barbital de sódio**

- Barbital de sódio..........100 ml
- Glicina 75mg

Outras misturas de tampões

- **L Tampão molar ácido clorídrico-citrato a pH 4,5**
- Ácido clorídrico I N .... 540 ml
- Solução I M de citrato de sódio........... 460 ml

(Utilizar 29,4% do composto di-hidratado ou 35,7% do composto seguinte)

- **Tampão de ácido clorídrico citrato de Lorch a pH 4,4**

- Cristais de ácido cítrico 14.7gm
- Hidróxido de sódio 0,2 N ....700 ml
- Ácido clorídrico 0,1 N.................300 ml
- 7% de sulfato de zinco 2ml
- Clorofórmio ....0,1 ml

❖ **Tampão de acetato a pH 4,5**

- Ácido acético 1 N........520 ml
- Acetato de sódio 1 N (8,2% anidro ou 13,6% cristalino) ....480 ml
- 1% sulfato de zinco... .2ml
- Clorofórmio .... 0,1 ml[18]

> DEMONSTRAÇÃO DE GLICOGÉNIO EM TECIDOS DESCALCIFICADOS

Quando os tecidos são descalcificados com ácidos ou EDTA, ocorrem perdas totais ou parciais de glicogénio. O glicogénio das células musculares e da medula óssea resiste melhor à descalcificação quando fixado em formalina aquosa acidificada com ácido acético ou fórmico. A fixação completa das proteínas que envolvem o glicogénio e a incorporação em celidina antes da parafina criam membranas semi-permeáveis que envolvem o glicogénio, dificultando assim a difusão das seguintes técnicas de descalcificação para demonstrar subsequentemente o glicogénio[18]

❖ **TÉCNICAS:**

- Celidina

a. Os tecidos devem ser fixados em formalina de álcool acético durante 24 horas à temperatura ambiente (25^0 C) ou 3 a 4 dias a 5^0 C. Desidratar com álcoois e infiltrar durante 3 dias com celidina a 1% em volumes iguais de álcool e éter.

b. Transferir para álcool a 80% para endurecer a celoidina.

c. Descalcificar com ácido fórmico a 5% (aquoso); a solução deve ser mudada diariamente até se obter um teste químico negativo.

d. Lavar 6 a 8 horas em água corrente, desidratar, limpar e embeber em parafina[19].

- Fixador de proteínas duras

a. Fixar os tecidos como descrito acima.

b. Transferir para o líquido de Bouin durante 3 dias a 25^0 C.

c. Descalcificar em trocas diárias de formalina a 10% com ácido fórmico a 5%.

d. Lavar 8 horas em água corrente; desidratar, clarificar e embeber em parafina[19,20].

DETERMINAÇÃO DO PONTO FINAL

Devido aos efeitos nocivos do ácido nos tecidos, estes devem ser deixados nos fluidos descalcificantes o mínimo de tempo possível. Por conseguinte, é necessário determinar com exatidão o ponto final da descalcificação. A experiência permitirá efetuar um juízo de valor sobre o tempo aproximado necessário, dependendo da estrutura do tecido e do tamanho do bloco. Pequenas biópsias de osso esponjoso devem ser examinadas após 24 horas, e outras amostras diariamente após duas a três mudanças de fluido durante 24 horas.[15]

> TIPOS DE DETERMINAÇÃO DE PONTOS FINAIS:

- MÉTODO FÍSICO
- MÉTODO QUÍMICO
- MÉTODO RADIOGRÁFICO

❖ MÉTODO FÍSICO:

- A experiência permitirá fazer um juízo de valor sobre o tempo aproximado necessário, consoante a estrutura do tecido e a dimensão do bloco.
- Mãos experientes podem dizer, pelo "tato" do tecido, se a descalcificação está completa.
- Não é recomendável sondar o tecido com uma agulha; pode ser útil dobrar ou aparar judiciosamente, mas isso danifica o tecido.
- Outro método utilizado foi o teste de perda ou ganho de peso, que fornece resultados relativamente bons e rápidos com todos os ácidos e EDTA (Mawhinney et al. 1984, Sanderson et al. 1995).[17]
- Embora ainda sejam utilizados, os testes físicos são considerados imprecisos e prejudiciais para os tecidos.
- Sondar, agulhar, cortar, dobrar ou apertar o tecido pode criar artefactos, por

exemplo, rastos de agulha, separar o tumor mole do osso ou causar microfracturas falsas positivas de trabéculas finas, o que pode constituir um erro de diagnóstico.[19]

- **Teste de bolhas:**

Os ácidos reagem com o carbonato de cálcio no osso para produzir dióxido de carbono, visto como uma camada de bolhas na superfície do osso.

As bolhas dispersam-se com a agitação, mas voltam a formar-se, tornando-se mais pequenas à medida que se produz menos carbonato de cálcio.

Como teste final, um teste de bolhas é subjetivo e pouco fiável, mas pode ser utilizado como guia para verificar o progresso da descalcificação, ou seja, bolhas minúsculas indicam menos cálcio presente.[18]

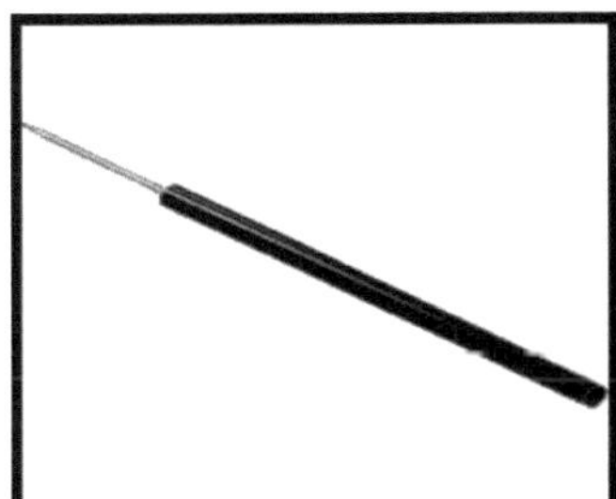

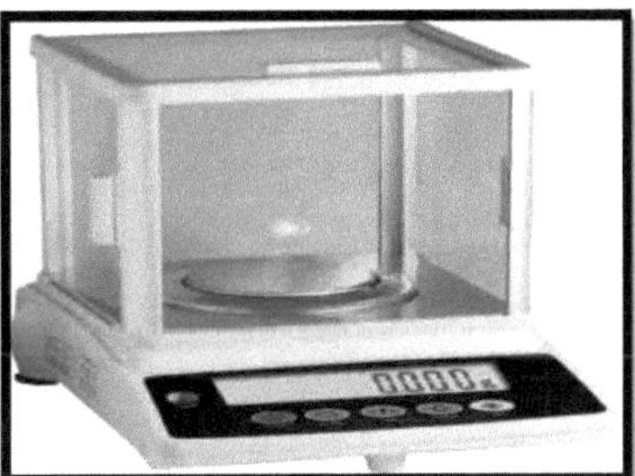

Fig 12: Agulha de sondagem[17] **Fig 13: Máquina de pesagem[17]**

❖ MÉTODO QUÍMICO:

- Este método depende da identificação do cálcio na solução descalcificante.
- Por conseguinte, o ponto final só pode ser detectado através da amostragem da mudança de fluido após a conclusão.
- Este método não pode ser utilizado após descalcificação com EDTA

> Teste do oxalato de cálcio (Clayden 1952):

Este método consiste na deteção de cálcio em soluções ácidas através da precipitação de hidróxido de cálcio insolúvel ou de oxalato de cálcio, mas não é adequado para soluções que contenham mais de 10% de ácido, embora estas possam ser diluídas e dar origem a um teste menos sensível.[20]

Soluções:

1. Hidróxido de amoníaco concentrado.
2. Oxalato de amónio aquoso saturado.

■ **Método:**

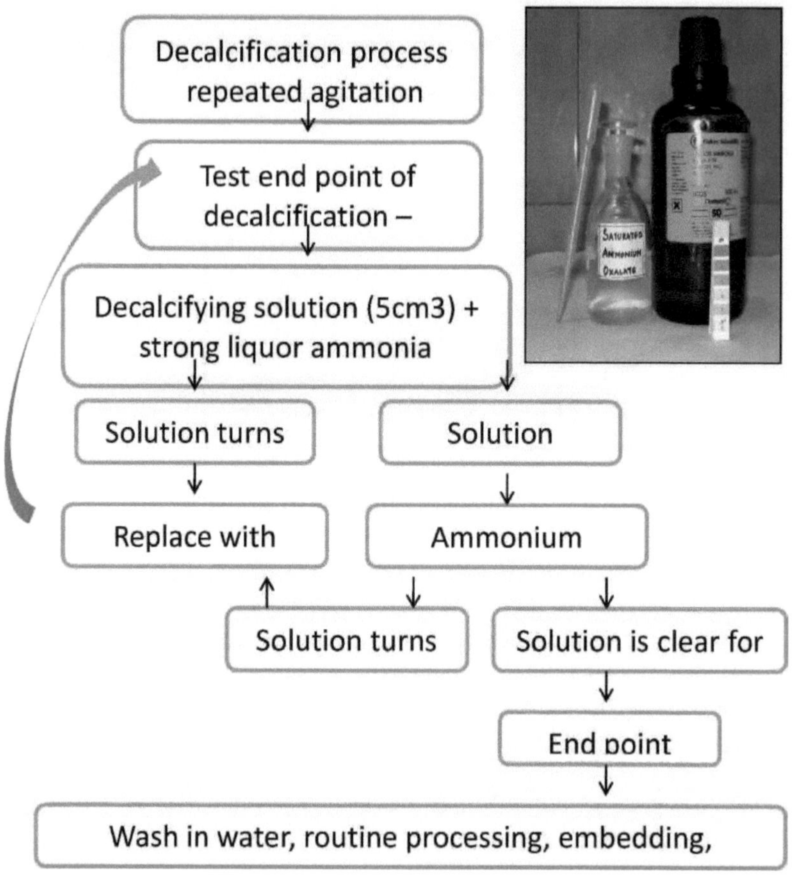

Fig. 14: Metodologia do teste do oxalato de cálcio[17]

■ **Resultado:**

- Se se formar um precipitado branco (hidróxido de cálcio) imediatamente após a adição do hidróxido de amónio , está presente uma grande quantidade de cálcio, tornando desnecessário avançar para a etapa 3, que também seria positiva.

- O teste pode ser interrompido e a mudança para uma solução descalcificante fresca pode ser efectuada nesta altura.

- Se o passo 2 for negativo ou límpido após a adição de hidróxido de amónio, passar ao passo 3 para adicionar oxalato de amónio.

- Se ocorrer precipitação após a adição do oxalato de amónio, é porque há menos cálcio presente.

- Quando uma menor quantidade de cálcio está presente, demora mais tempo a formar um precipitado no fluido, pelo que se o fluido permanecer límpido após 30 minutos, é seguro assumir que a descalcificação está completa.[19,20]

❖ **MÉTODO RADIOGRÁFICO:**

Este é o teste mais sensível para detetar cálcio no osso ou calcificação de tecidos. O método é o mesmo da radiografia de espécimes, utilizando um FAXITRON com um ajuste de exposição manual de aproximadamente 1 minuto, 30 kV, e filme de raios X Kodak X-OMAT na prateleira inferior. É possível expor vários espécimes ao mesmo tempo.[19]

O método é o seguinte: enxaguar o ácido da amostra, colocar os ossos cuidadosamente identificados numa folha de polietileno à prova de água em cima da película de raios X, expor de acordo com as instruções e deixar os ossos no local até a película ser revelada e examinada para detetar calcificações[1,2].

Os ossos com formas irregulares e espessura variável podem ocasionalmente induzir em erro na interpretação dos resultados. Este problema é resolvido comparando a radiografia de teste com a radiografia da amostra pré-descalcificação e correlacionando as áreas suspeitas de calcificação com as variações da amostra.[2]

As áreas de mineralização são facilmente identificadas, sendo as calcificações minúsculas melhor visualizadas com uma lupa de mão.[1]

A radiografia apenas indica a presença de objectos estranhos mais profundos e é necessário ter cuidado durante a microtomia para não danificar a faca.[18]

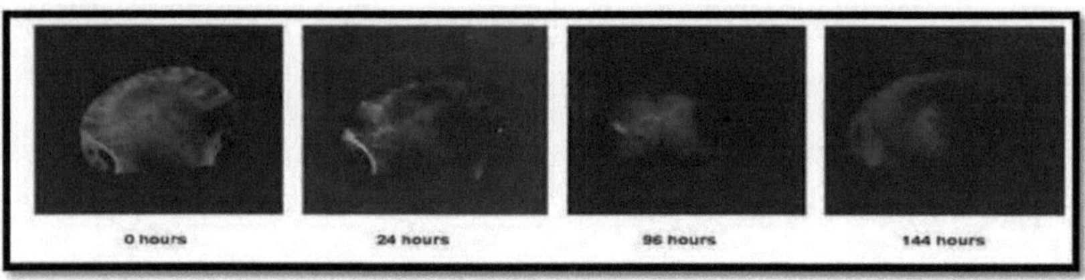

Fig. 15: Etapas da determinação do ponto final através de radiografias[2]

DESCALCIFICAÇÃO DA SUPERFÍCIE:

- Uma vez concluída a descalcificação, o ácido superficial deve ser lavado do tecido com água. Se houver algum atraso antes do processamento, o tecido deve ser reposto em solução salina formal. Embora existam defensores da neutralização do ácido antes do processamento, é provável que este seja totalmente eliminado pelos fluidos de processamento.[14]

- Ocasionalmente, uma área inesperada de calcificação pode só se tornar aparente enquanto um bloco de cera de parafina está a ser aparado. Se se tratar apenas de uma pequena área, é possível descalcificar a camada superficial invertendo o bloco em ácido clorídrico a 5% durante cerca de 1 hora.[2]

- Isto é menos drástico do que voltar a colocar o tecido em soluções aquosas. Uma vez que apenas os 30 µm superiores, aproximadamente, são susceptíveis de serem descalcificados, deve ter-se o cuidado de recolher as primeiras secções cortadas. Antes de cortar, o bloco deve ser lavado em água para evitar contaminar a faca ou o micrótomo com ácido.[1,2]

ARTEFACTOS NA DESCALCIFICAÇÃO

❖ **Fragmentos ósseos impactados:**

Quando são colhidas amostras de osso para exame histológico, quer por agulha ou trefina, quer quando se utiliza uma serra para retirar uma pequena amostra de um espécime grande, o osso é sujeito a um traumatismo significativo que, muitas vezes, leva à deslocação de fragmentos ósseos e à rutura dos tecidos moles adjacentes.

Remédio: Aparar profundamente no espécime para evitar as áreas mais traumatizadas perto da superfície.[8]

❖ **Artefacto de pó de osso:**

As secções não descalcificadas podem conter um pó ou poeira óssea fina, semelhante a um grão, observada no interior ou na proximidade das trabéculas ósseas. Este material é mais aparente nas secções coradas com H & E, onde se cora fortemente com hematoxilina, mas é largamente obscurecido pela coloração de von Kossa. Quando depositado na medula óssea, cora-se de preto com von Kossa, sugerindo que tem origem na matriz trabecular calcificada. O artefacto é provavelmente produzido durante o corte e torna-se mais proeminente com o aumento da espessura do corte

O pó de osso ocorre em secções preparadas com facas de vidro e de diamante, e parece não haver uma forma fiável de o evitar[8].

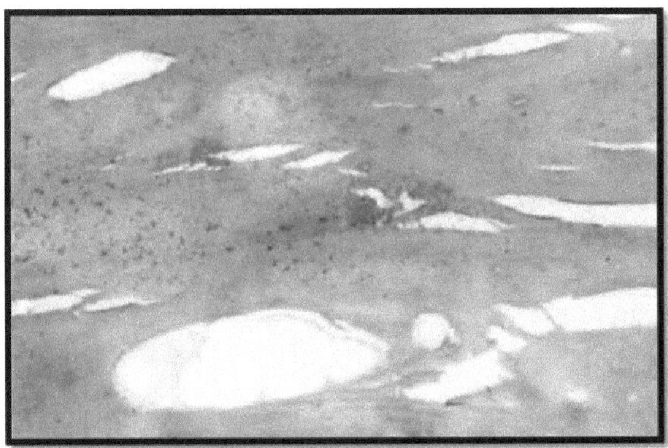

Fig 17: Artefacto de pó de osso[8]

❖ **Efeitos da descalcificação excessiva nos tecidos**:

A maioria dos artefactos em tecidos descalcificados está relacionada com uma fixação inicial deficiente, uma fixação excessiva ou uma descalcificação incompleta. Os artefactos resultantes das duas primeiras situações são irreversíveis, ao passo que a descalcificação incompleta pode ser rectificada através da descalcificação superficial do bloco de parafina.

As amostras sujeitas a descalcificação por ácidos minerais ou orgânicos devem ser protegidas da ação clorídrica destes agentes através de uma fixação adequada. A digestão dos componentes celulares e de outros componentes do tecido ocorre mais rapidamente quando o tecido não está fixado ou está apenas parcialmente fixado. A exposição prolongada a agentes descalcificantes ácidos acaba por danificar mesmo os tecidos bem fixados, pelo que a determinação exacta do ponto final da descalcificação é essencial em todas as situações. As secções excessivamente descalcificadas coram fortemente com eosina e apresentam uma perda acentuada de hematoxifilia nuclear. Os detalhes nucleares e citoplasmáticos são mal preservados.[8]

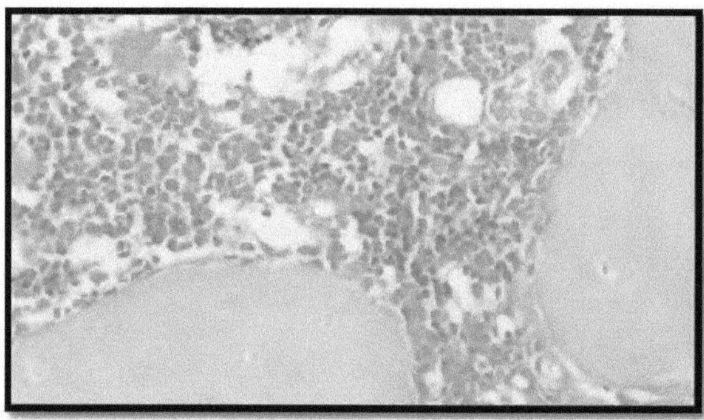

Fig. 18: Excesso de descalcificação numa secção de osso[8]

❖ **Efeitos da descalcificação incompleta:**

A descalcificação incompleta da amostra é claramente aparente quando se corta um bloco de parafina. Como discutido anteriormente, este problema é facilmente corrigido, mas existem problemas associados, tais como danos na lâmina do micrótomo e nos tecidos moles que rodeiam as áreas calcificadas. Se as secções puderem ser obtidas, as trabéculas ósseas coram fortemente com hematoxilina (indicando cálcio residual) e o tecido mole é gravemente danificado.[8]

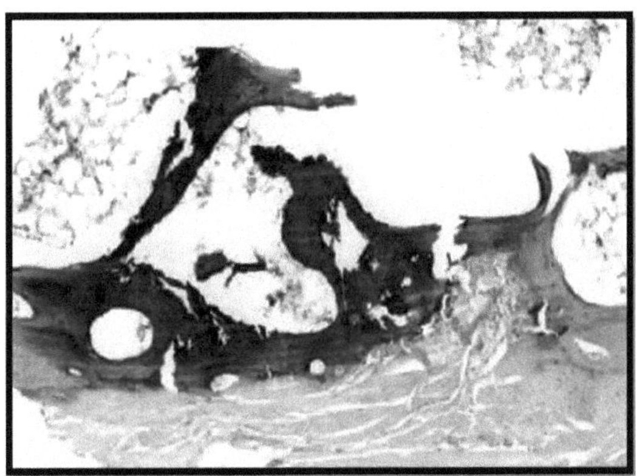

Fig. 19: Descalcificação incompleta numa secção de osso[8]

❖ **Limitação da inclusão em cera de parafina para osso denso**:

A cera de parafina pode não suportar adequadamente o osso denso e as secções resultantes podem apresentar orifícios, dobras e vibrações grosseiras. A imersão da face aparada do bloco de parafina num agente amolecedor durante 5 a 15 minutos antes da refrigeração pode melhorar a qualidade especial.[8]

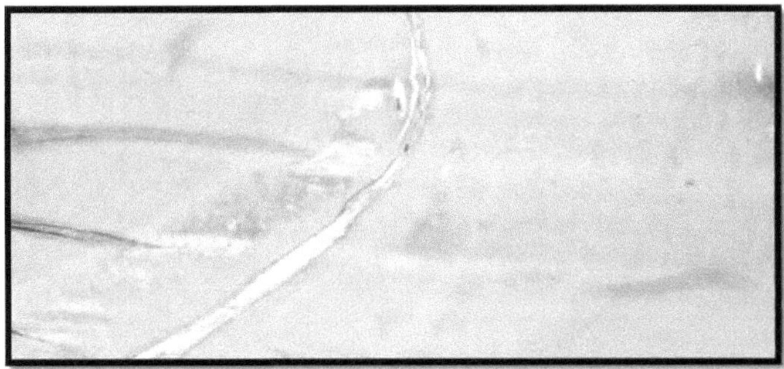

Fig. 20: Secção de parafina de osso denso descalcificado mostrando orifícios,

dobras e vibrações grosseiras[8]

> PRECAUÇÕES TOMADAS DURANTE A COLORAÇÃO:

- Utilizar hematoxilina preparada de fresco
- O tempo de coloração de hematoxilina de rotina deve ser duplicado
- A etapa de diferenciação dos ácidos deve ser encurtada
- As soluções de azulamento devem ser bases suaves para evitar a perda de estrutura óssea causada pelo amoníaco após o azulamento.
- Colagénio para demonstrar fibras maduras e fibras finas imaturas em certos tumores e calo de fratura[18,20].

CONCLUSÃO

A descalcificação é um processo simples mas, para ser bem sucedido, requer:

- Uma avaliação preliminar cuidadosa do espécime
- Fixação completa
- Preparação de fatias de espessura razoável para fixação e processamento
- A escolha de um descalcificador adequado com um volume suficiente, mudado regularmente.
- Uma determinação cuidadosa do objetivo
- Tratamento exaustivo com um calendário adequado.

REFERÊNCIAS

1. Callis GM, Bancroft JD. Theory and Practice of Histological Techniques 6th ed. (Teoria e Prática de Técnicas Histológicas). Edinburgh: Churchill Livingstone. 2008;338-360.

2. Culling CF, Allison RT, Barr WT. Cellular Pathology Technique 4th ed., Londres: Butterworths. London: Butterworths.1984;408-30.

3. Callis G, Sterchi D. Decalcification of Bone: Literature Review and Practical Study of Various Decalcifying Agents, Methods, and Their Effects on Bone Histology (Descalcificação do osso: revisão da literatura e estudo prático de vários agentes descalcificantes, métodos e seus efeitos na histologia óssea). The Journal of Histotechnology 1998;21:49-58.

4. Prasad P e Donoghue M. Um estudo comparativo de várias técnicas de descalcificação. Revista indiana de investigação dentária 2013;24:302-8.

5. Sanjai K, Kumarswamy J, Patil A, Papaiah L, Jayaram S e Krishnan L. Avaliação e comparação de agentes de descalcificação nos dentes humanos. Jornal de Patologia Oral e Maxilofacial 2012;16:222-7.

6. Afreen Nadaf MS, Radhika MB, Lalita J, Thambiah, Paremala K, Sudhakara M. Descalcificação: uma alternativa mais simples e melhor. Jornal de Medicina Dentária e Biociências Orais 2011;2:10-3.

7. Mathews B J, Mason G I. Influência de agentes descalcificantes na imunoreactividade de tecidos fixados em formalina e incluídos em parafina. Histochemical journal 1984;16:771-787.

8. Rolls GO. Blocos difíceis e reprocessamento. Leica Microsystems 2011.

9. Joshi H, Parikh N, Soni N, Jain S. Comparação da eficácia de vários agentes descalcificantes em dentes humanos. Jornal de investigação e avanço em Medicina Dentária 2014;3:47-52.

10. Lillie, R. D. Histopathologic technique and practical histochemistry, ed. 3, Nova

Iorque, McGraw- Hill Book Co, 1965.

11. Zappa J, Cieslik-Bielecka A, Adwent M, Cieslik T, Sabat D. Comparação de diferentes métodos de descalcificação para análise morfológica de tecidos dentários duros. Dent Med Probl 2005;42:21-26.

12. Verdenius H W e Alma L. Um estudo quantitativo dos métodos de descalcificação em histologia. Journal of Clinical Pathology 1958;11:229-236.

13. Athanasou N A, Quinn J, Heryet A. Effect of decalcification agents on immunoreactivity of cellular antigens. Journal of Clinical Pathology 1987;40:874-878.

14. Sangeetha R, Uma K, Chandavarkar V. Comparação dos métodos de descalcificação de rotina com a descalcificação por micro-ondas de ossos e dentes. Jornal de Patologia Maxilo-Facial 2013;17:386-399.

15 Mattella Grando L, Westphalen L, Bento Pelisser V, Vieira F et al. Análise comparativa de duas soluções fixadoras e duas descalcificadoras para o processamento de dentes decíduos humanos com lesão cariosa em dentina inativa. Revista Odonto Ciência 2007;22(56):99-105.

16 Mawhinney WHB, Richardson E, Malcolm AJ. Métodos técnicos de controlo da descalcificação rápida com ácido nítrico. J Clin Pathol 1984;37:1409-1415.

17 Morse A: Ácido fórmico - descalcificação com citrato de sódio e desidratação com álcool butílico de dentes e ossos para seccionamento em dentes e ossos para seccionamento em parafina. J Dent Res 1945;24:143-153.

18 Myers, R.L. Os 100 compostos químicos mais importantes: um guia de referência. Greenwood Publishing Group. 2007;141-147.

19 Warshawsky H, Moore G. A technique for the fixation and decalcification of rat incisors for electron microscopy. J Histochem Cytochem 1967;15:542-9.

20 Waerhaug J. Descalcificação de osso e dentes sob vácuo - um método rápido para produzir preparações de tecidos duros. J Dent Res 1949;28:525.

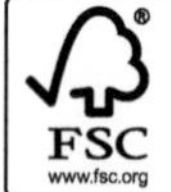

MIX
Papier aus verantwortungsvollen Quellen
Paper from responsible sources
FSC® C105338

Printed by Books on Demand GmbH, Norderstedt / Germany